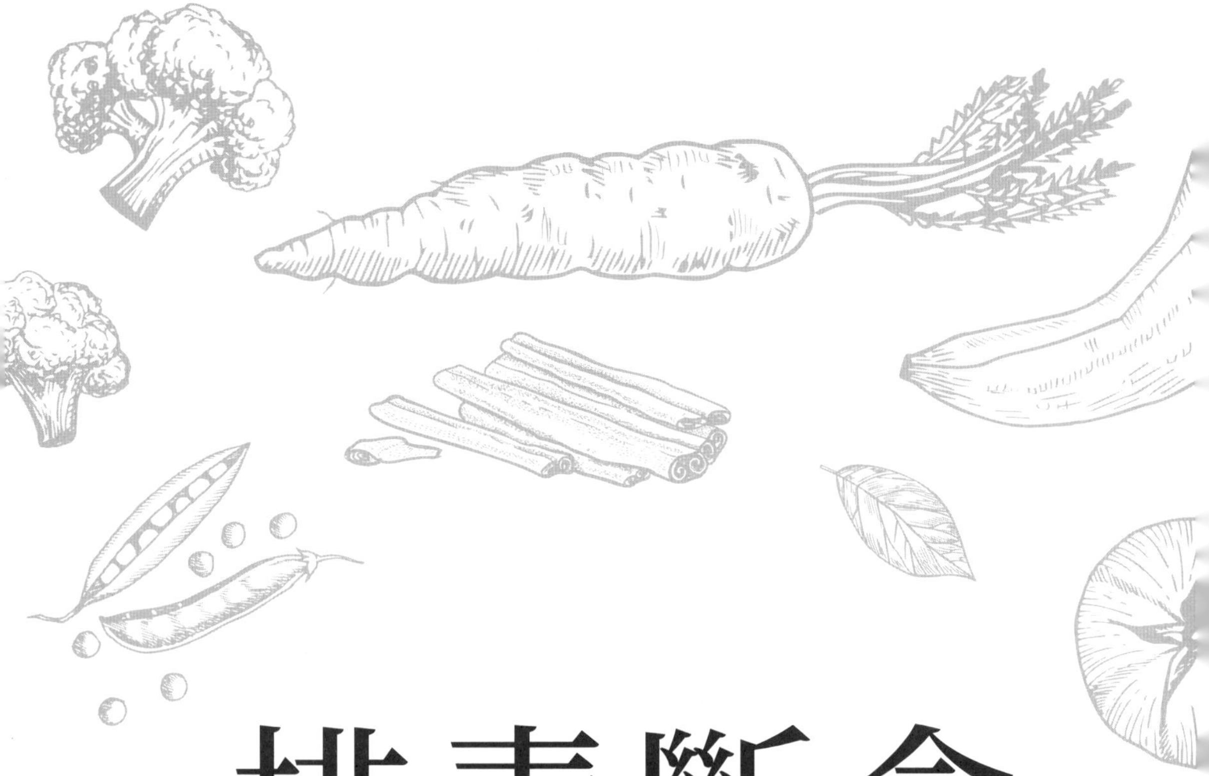

排毒斷食的康復奇蹟

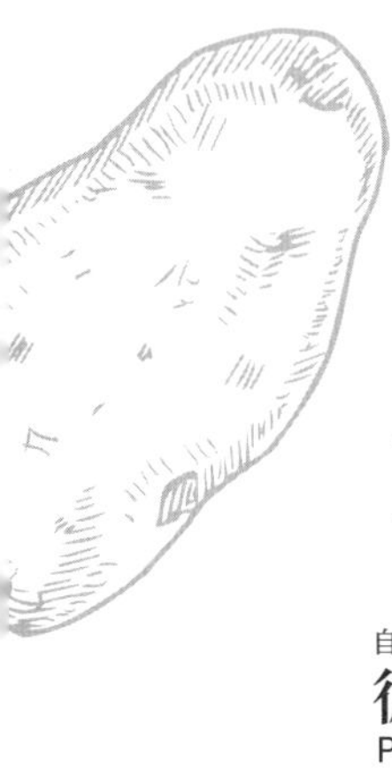

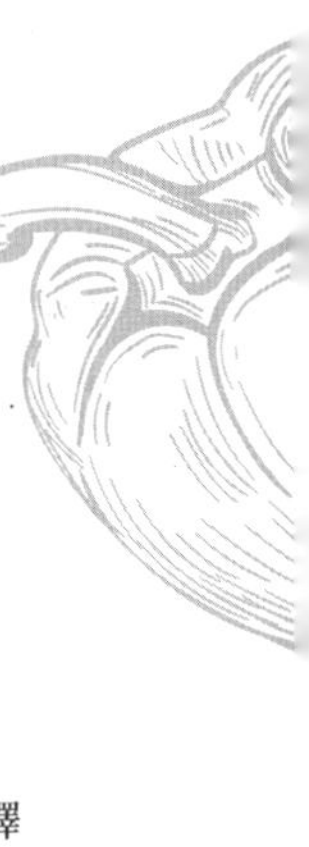

7-DAY DETOX MIRACLE

Revitalize Your Mind and Body with This Safe and Effective Life-Enhancing Program

7天啟動自癒潛能

自然醫學醫師
彼得・班奈特
PETER BENNETT, N.D.

自然醫學醫師
史蒂芬・博睿
STEPHEN BARRIE, N.D.

莎拉・菲
SARA FAYE

◎著

鹿憶之◎譯

推薦文

「現代生活有個不幸的現實，就是我們的高度毒性暴露情形。來自工業廢棄物的環境汙染，營養不良所累積的代謝性毒素，抗生素造成腸道細菌異常等，都會增加毒性，損害健康。由班奈特和博睿兩位自然醫學醫師所提出的指導和智慧，提供排毒和恢復活力的一條康莊大道。」

美國國寶級自然醫學醫師——喬瑟夫・皮佐諾（Dr. Joseph E. Pizzorno Jr. N.D.）

美國巴斯帝爾大學校長，《自然醫學百科全書》作者

「這本書可使醫師們因理解而不再害怕自然醫學，也能了解實行自然醫學排毒計畫的病患，有助於協助治療。這是一本寶貴的書。在我三十年的見證之下，我深知排毒的效用。」

亞伯罕・賀弗醫師（Abram Hoffer, Ph.D., M.D.），《細胞分子矯正醫學聖經》作者

「關於環境毒性與排毒，本書有詳實說明與作法，是所有臨床醫師非常有價值的參考藏書，亦是為病患所編寫的清楚指南。」

米契爾・卡明斯基醫師（Mitchell V. Kaminski Jr., M.D.）

contents
目錄

前言

「排毒」對不同人代表著不同意義。對毒理學專科醫師來說，這代表治療過量藥物和化學物質的病人；對藥理學家來說，這代表人體代謝藥性物質並從體內排除的機制；對環境科學家，這代表排除環境中的物質；對倚賴化學藥物的人，則是一種專為排除藥物上癮的治療方案。本書兩位作者，彼得·班奈特博士與史蒂芬·博睿博士，都是享有國際聲譽的自然療法醫師，其中「排毒」所處理的是，對新陳代謝低度「中毒」而產生慢性健康問題的人。正如本書所明白有力揭示的，我們許多人都有這種低度「中毒」問題，累積的毒素來自受汙染的環境，以及生活習慣如：抽菸、酒精過量和咖啡因消耗、飲食問題、藥物、壓力和缺乏運動等。

本書具有如此重要的地位，是因為它代表兩位博士的臨床智慧和經驗結晶，他們二十多年來成功實踐自然療法，包括奠基科學的排毒計畫之運用。他們於本書中所說明的7日排毒臨床經驗，不僅是改善健康的理論方法，更發人深省。此方法已經過實際驗證，適用於想要擺脫慢性健康問題的人們，如：疲勞、精力不振、消化不良、肌肉痠痛，以及其他無數令人煩惱的嚴重病症。

作為一名營養生化學家，我參與研究，進一步了解營養如何影響人體排毒過程。我發現，班奈特博士和博睿博士的書具有重要貢獻，使得此概念比較容易為一般人所接受，並受益於運用。

生化學家經常用專業拗口的名詞解說，造成訊息難以理解。班奈特博士和博睿博士則將排毒的生理學和生化反應過程基礎，以及關於這些訊息可如何改善健康，就他們的臨床經驗，兩者加以編寫，變得容易理解，取得了重大成就。本書最驚人的特點在於，他們並沒有因此而妥協於科學或簡易閱讀風格的完整性。

本書一開始揭示了病例和臨床經驗。從我們在功能醫學研究中心的經驗看來，臨床工作人員發現，具有營養支持的排毒過程，可幫助許多疲倦的「活屍」改善健康和功能性活力。

雖然每個計畫並非對所有人都有效，本書確實提供了一個規劃良好的方式，經過臨床評估，可藉由我們身體的力量為自己排毒，恢復能力。不過根據營養學的排毒，即使在許多研究中都證實可減輕慢性偏頭痛，改善纖維肌痛，改善睡眠，卻不被考慮為現代醫學的一種標準療法。這可能是由於現代醫學奠基於這樣的推測：「除非壞掉，否則不需要修復。」在醫療管理的時代中，一個人可能還沒有病到真的「壞掉」，卻因慢性症狀嚴重降低生活品質，過得很痛苦。因此本書具有極大價值。

我很高興，班奈特博士和博睿博士寫了這本非常有幫助的書，說明以營養學為基礎的排毒力量，將使得無數人受益。

傑佛瑞．布蘭德博士（Jeffrey S. Bland, Ph.D.），營養基因體學先驅，
功能醫學中心（Institute for Functional Medicine）創辦人，
也是個人化生活型態醫學中心（Personalized Lifestyle Medicine Institute）
創辦人兼理事長

修訂新版前言

我與數百位嘗試過此7日排毒計畫的人，經過會談、記錄，並運用在診所的所有病患，之後，我在經過多次修訂的版本中又做了幾處修改、更新。令人高興的是，我發現大多數人認為本書容易使用，計畫的執行也很效。有人甚至說，由於本書改善了長期存在的健康問題，改變了生活，覺得能夠重新掌握人生。我們很高興聽到很多人表示，使用這個計畫不僅減輕一直減不下來的體重，還能繼續保持適當體重。

另有一個很好的回應是，許多醫師都向病患推薦此排毒計畫。我接到許多人打來電話，告訴我他們的醫師建議要排毒，證實了的確有西醫正在將替代醫療策略納入傳統醫療保健範疇。

願大家都能享受健康，

彼得．班奈特

自序

排毒是一種由內而外，清潔、輸入營養和休養身體的過程。排毒的效用來自解決個體細胞的需求。細胞是人類生命最小的單位。混亂的細胞功能，基本上會產生疾病、健康不良、體力和智力表現下降。這種醫療策略經常由自然療法醫師所採用，他們了解細胞值的器官系統和器官功能。這個方法具有一種「整體性」的包羅觀點，取代傳統醫學的「簡約處置（reductionist approach，也就是頭痛醫頭，腳痛醫腳），視人類健康為一個生態系，是身心理交互作用的結果。

排毒醫學是一種古老的概念，是世界各地許多醫療系統的一部分。在歐洲，人們認為排毒是一種有效的醫學療法，許多健康SPA中心皆提供排毒，並由主流醫學醫師監督。現在，排毒治療比以往任何時期都更重要，因為除了人類數千年來的健康問題，如今更暴露在大量的環境毒素中。本書提供的7日排毒計畫為經過時間考驗的排毒技巧，使你可簡單輕鬆在家自己施行，以處理各種不同的新型環境中毒症候群。然而，請勿將此排毒法與幫助人們戒除酒精和藥物的療程一併混淆。

這種排毒法有一個特殊名稱，英文稱為EcoTox Porgram，EcoTox是生態毒理學的縮寫，簡單翻譯成排毒計畫。這份計畫建立於免疫、排毒系統和消化道器官的核心概念，同時亦提倡排毒。將排毒醫學成功運用在病患身上的許多醫師告訴我們，這樣的成效已有超過50年的歷史。科學研究也支持我們自己多年來的臨床經驗。這是一種安全有效的方法，可增強人體的自癒機制。如果你生病，排毒有幫助。如果你很健康，感覺會更好。這就是我們將這個療法稱為奇蹟的原因。7日排毒法可治療許多慢性健康問題，也可以減輕和緩解其他症狀，保護身體免於疾病，恢復和增強活力，讓你能夠表現最好的一面，並擁有維持最佳健康的能力。

第 **1** 章

健康與排毒

- EcoTox 排毒計畫
- 健康是什麼？
- 防禦機制模型和排毒醫學
- 掌握自己的健康

我們為何會失去健康？造成器官或系統改變，不再正常健康的原因是什麼？這些問題都關係著我們所有人。由於遺傳上的缺陷、環境暴露和生活型態壓力，結果造成容易遭受疾病。這些障礙造成我們身體細胞的變化，影響我們無法獲得和維持健康。

每種生命形式都具有一些智慧，高度敏感又經過組織整理。每種生命形式都是有彈性的生態系，反映著更大的宇宙智慧。人類隨著發展進化，經過五百萬年，已經適應了環境。直到現代，日常生活的壓力變得經常可見，其中包括飢餓、口渴、冷、熱，還有細菌性疾病。

進入千禧年之後，關於環境的一切都已發生徹底的改變。如今我們必須面對新的毒素來源。自工業革命以來，數千種從未見過的化合物都進入環境中。我們時時暴露於在藥物、食物、水和空氣中的各種毒素，各各都有嚴重的健康風險。我們對毒素如何相互作用，以及兩種以上多種毒素一起作用，如何影響我們的健康等，都知之甚少。汞填充物在我們的牙齒和生態系中，厭氧菌在我們的牙根管，因抗生素而產生的異常（細菌）菌叢在我們的腸道中，汽車和機制的含鉛汽油燃料，使我們骨骼中含有鉛，血液中的藥物使肝臟新陳代謝失去平衡。由於這種毒素來源的擴散，使得我們前所未有的想要作身體排毒。破壞細胞的毒素潛伏在暗處，我們看不見，這些毒素破壞了所有細胞值的身體系統「環境」。這種情形日復一日、年復一年，慢慢發生，難以探查，等到實際有疾病發生才知道。

毒性所造成的疾病，是由於血液中受到生化物質的毒害，並藉由循環系統擴散。我們可以想像，細胞和組織好像是在一個受汙染的環境中「游泳」。排毒是一種治療方案，可清潔血液，並將毒素從人體內排除。

我們細胞中的排毒酶系統經過演化，因此即使每天接觸到數千種毒物，依然能生存。排毒酶系統提供我們自然的力量，可將毒素轉換為無毒成分，身體可加以重複使用或排除。這是一種生物學鍊金術，一個神秘而美妙的過程，基本上每天都在發生，在睡眠或工作的時候。我們甚至不會意識到人體內每個細胞都在發生奇蹟。

這是一本排毒啟蒙書。首先最重要是要知道，排毒醫學針對的是三個主要領域：

1. 重金屬暴露（鉛、汞、鎘）。
2. 儲存在人體脂肪組織中的農藥、有機溶劑殘留物（PCBs）。
3. 腸道生態的改變。

這三大類排毒領域（金屬、殺蟲劑、腸道生態）各有不同的醫學文獻基礎，一般來說不被認為是相關的，但人體細胞並不知道在醫學科學中這些不同的毒理學領域是分開的。細胞浸泡在此三類毒素混合的環境中，等待時機引發人體生病。

我們是藉由臨床經驗而非醫學研究，才了解「三重排毒療法」的重要性。一套完整的排毒療法應包括：⑴飲食療法，以減少腸膜發發炎，改善腸道菌叢，⑵服用營養補充品，以促進第一週期和第二週期的肝臟排毒，刺激膽汁流動，(3)三溫暖療法，以減少脂肪儲存的農藥代謝物。

這種三重介入療法，可激發肝臟、脾臟、淋巴管、消化道（網狀內皮系統，即單核吞噬細胞系統）的功能。醫學科學描述這種系統為過濾器官，提供非常重要的免疫和調節功能。迄今為止都沒有醫學教科書、手術處置或藥物，可創造一種方式，來增強「血液清潔」器官系統這個極其重要的功能。自然療法醫師與其他整體醫學治療師等運用排毒療法的工作，代表嘗試去開啟一種「網狀內皮組織」的專業醫學概念，以及更多對於網狀內皮系統的有效研究和治療的臨床應用。排毒療法的完整機制，需要醫學科學的完全發現。

排毒不是一種新的治療方式。這並不是一種來自週末工作坊的新時代概念，也不是西方傳來最新流行的治療方式，更不是你身體細胞覺得陌生的醫療處置。相反的，排毒是身體不斷重覆的內部清潔，是一種自我修復。排毒醫學是一種消除健康障礙的醫學策略。正如抗生素是一種消除人體有害細菌的策略，排毒醫學是用來排除毒素，以免擾亂細胞的正常功能。同時，細胞接受營養支持，使活動變得最大化，增強了人體的自癒機制。

毒素和生物體好比兩位要對戰的武士，訓練有素，具有生化活性，比比看誰最強。毒素的強度就是毒性，取決於兩點，一是阻礙細胞關鍵功能的有效性，二是細胞處理毒素阻礙生命的能力。每個細胞處理毒素的能力差異很大，有許多因子都會改變這些變數。遺傳身體缺陷、生活方式的壓力、環境暴露，都會使細胞分解毒素的能力改變。這就是為何在現實中，面對相同的條件，有些人會生病，有些人則否。

研究顯示，我們體內環境的解毒能力，與我們對疾病的敏感性，具有直接關係。如果你的排毒機制虛弱，比較容易提早老化，罹患心臟病、癌症和慢性退化性疾病。學習強化身體的排毒力，較能夠保持健康，感覺年輕有活力。

利用目前的醫學研究和傳統自然醫學排毒療法，我們組成了一個7日計畫，稱為「EcoTox 排毒計畫」，這是一套操作系統，包含飲食（可輕鬆在超市或健康食品店找到的食物和營養補充品）以及刺激血液循環的運動和活動（可在家自行操作或與朋友一起互相協助）。本書概述此計畫，有助將毒性症候群所引起的疾病風險降至最低，並運用自然排毒機制來促進健康。以下有一些相關定義，可幫助你了解一些重要的排毒概念。

- **毒理學**是研究有毒或有害物質對生物體的影響。
- **生化毒理學**是一門生化機制的科學，將有毒分子轉換為無毒狀態。
- **外生性物質**（Xenobiotics）是生物系統的外來化學物質或分子。
- **排毒過程**是生化、生理和營養的治療性方法，用以減少外生性物質對細胞生理學的衝擊影響。
- **毒性**描述外生性物質對細胞生理學的不利影響，以及人體處理毒物的機制或能力。

EcoTox 排毒計畫

EcoTox這個名字代表了我們排毒方法的整體概念，由兩個英文名詞「ecology（生態學）」和「toxin（毒素）」所組成。生態是生物體與環境關係的科學。在環境研究中，生態學研究的重點是現代文明對環境的有害影響，並透過環境保護以防止或扭轉這些影響。

兩個名詞放在一起，生態學和毒素代表健康、環境和毒素作用的關聯。EcoTox這個新名詞的概念，超越了排毒的單純概念，基於我們生活的外部環境和人體內在環境之間的網路連接，展現了健康平衡的新定義。它融合了整體醫學、預防醫學和健康醫學的核心概念，並專注於需求，藉由排毒方法為我們的細胞生物化學帶來和諧。這種衛生保健方法有助青春活力、延年益壽、幸福健康，還可減輕慢性疾病。雖然我們的方法不僅僅是排毒，但請記住一點，無論你做什麼來幫助身體排毒，減少暴露於毒素下的機會，都會是有益的。我們的排毒策略指導原則，藉由「開啟」並支持身體，以管制和排除毒素與代謝廢棄物，這個部份將於第8章中詳述。

【病患案例】

愛麗絲72歲，多年來一直有腹痛、肥胖和疲勞困擾。醫師的診斷是膽囊疾病，告知她需要手術，於是她遵從醫囑動了手術。不過，儘管切除了膽囊，疼痛和問題依然存在。就算服用維生素、祈禱和正向思考，她的精神依然持續變差。

經過初步評估，我們將愛麗絲加入診所的排毒計畫，每天持續觀察。剛開始的時候，她的身體在適應改變，精神還是不太好，甚至多了頭暈頭痛。然而幾天過後，她原本蒼白的膚色開始產生變化，發出健康的光芒，頭腦和記憶也變得清晰（有助減輕疲勞），連腹痛都完全消失。

我們發現她的問題源於所吃的東西。72年來，她總是定時進食，從未錯過過，因此身體塞滿過多食物，壓垮了消化系統。另外，我們發現她對有些吃的食物會過敏，因此刺激了腸道，她和其他很多人都一樣，不知道自己會對一些食物過敏，這些食物進入體內的後果是產生毒性。愛麗絲知道了這些食物會損害身體，因此再也不吃。她現在所吃的食物不但能滿足口腹之慾，也讓她持續減重，感覺精神好多了。

不管你罹患什麼疾病或有什麼健康問題，排毒醫學都可幫助你，恢復大腦、腎臟、肝臟、心血管系統和免疫系統等人體器官和系統的活力，甚至能夠發揮或增強全部的功能。雖然不見得所有人都能在一週內解除各種疼痛和問題，但經過7日的激發細胞排毒力，實行計畫的人都有很好的感覺，報告有：精神變好、改善消化、增強思考力。

本書給你一份健康藍圖，這個計畫可視個人需求調整，針對特定的缺陷，有助預防疾病和治療慢性病。我們不能保證所有生病的人都會在實行7日排毒後治癒疾病，但我們可向你保證至少會變得更健康，改善並減輕問題症狀，擁有更多擊垮疾病的內部力量。你可應用本書中的概念，形成個人的健康主張，掌握自己的健康。運用排毒療法，你一生中可節省成千上萬的醫療費用。

毒素不僅會破壞我們周圍的環境，也破壞人體內部的生化和生物機制環境。為了治療毒素的傷害，你需要主動重建一個正常、健康、平衡的體內生態。排毒就像環保單位重建受到破壞的生態系，需要深入的知識。你就是自己身心生態的環保看守人，排毒是你個人重建計畫的第一週期。

健康是什麼？

每個人對健康和疾病都有不同的定義，健康和疾病也都沒有適用於所有文化、年齡、個人的統一定義。如果你現在是25歲，等到75歲的時候，你對健康的定義可能會變得不同。疾病是人體內部一些細胞無法執行設定的功能，症狀是細胞已受損，喪失功能的表現。所以良好的健康定義，就是指在最理想的身體、心理和情緒態度下，細胞功能的適當表現。

傳統的醫療訓練課程主要集中在病理學，藥物和手術治療，以及症狀管理。醫師的工作和醫療團隊人員的任務是治療人體衰弱的部分，通常不會考慮身體的自癒能力，這種態度反映在大眾對於診斷、疾病和健康的認知中。

一旦你了解身體的設計是自我調節和自我修復，你會做好準備，以新的思想看待健康。對於那種將病情設立一個簡單名稱，抑制症狀的醫療方式，你將永不再願意妥協。排毒是你可用來對抗疾病、促進健康、加強身體細胞力量、恢復自我療癒活力的工具。

身心健康

健康、心智活動和環境中的毒素存有相互關係。毒素影響我們思考和感覺的方式，想法和感覺則會影響我們處理環境毒素的方式，這是一條雙向道路。負面的心理狀態的表現是焦慮、恐慌、憤怒、憂鬱、神經質行為、自我貶低、感覺和傾向的自我破壞、求生意願低，這些都會藉由毒性狀態觸發，也會阻礙原有排毒系統的理想功能。大腦對壓力會產生荷爾蒙（激素）和化學物質，這些物質會擾亂人體微妙的生化平衡，改變器官和系統的運作方式。例如大家都知道，壓力荷爾蒙會降低肝臟排毒酶的活性。

心理和情緒上的壓力，會造成許多眾所皆知的疾病：自體免疫疾病、病毒或細菌性傳染病、癌症，甚至皮膚病。所有急慢性和退化性疾病，也會受到個人心理和情緒狀態的影響。醫學研究證實，正負面思考會影響癌症和心臟病，也是北美洲的主要死因。例如，人們已確知即使低度壓力也會引發心絞痛。我們都知道，一個人的態度和情緒，對於抵抗疾病至關重要。反過來情況也一樣。笑、希望、接受度、心理和情緒問題的減少，會加速痊癒，減少疼痛。如果你能經常想像健康狀態，你便比較可能達到健康狀態。

因此，為了保持健康，每個人都應利用心理療法、支持團體和靜坐冥想的技巧，設定壓力管理措施，以保持正面態度。每位醫師的保健方法都應反映這種科學的實際情況。

為了從排毒醫學中獲得最大的益處，你的生活型態和觀念必須有要能夠支持正面的情緒狀態，以減少負面情緒。本書後面會列出一些技巧來幫助你。

防禦機制模型和排毒醫學

人體有一種天然的防禦機制，用來保護最重要的器官。這種防禦機制不屬於人體任何單一器官或結構，而是許多內部系統共同作用的結果，包括免疫系統和大腦，共同合作，一起優先確保健康，保護重要器官，免於疾病。防禦機制會指揮和控制我們的疾病，使我們恢復健康。

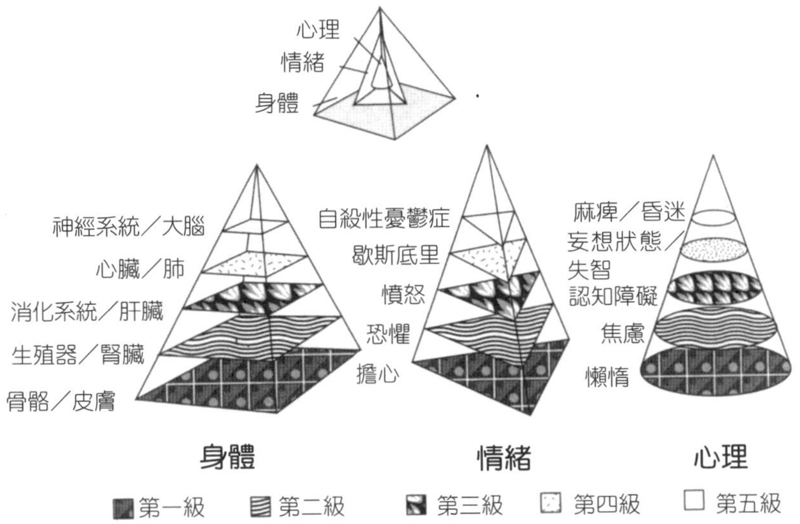

圖 1-1 每一種「結構」（身體、情緒、心理）含有五個重要層級。疾病進入一個人身體、情緒、心理金字塔的層級愈高，代表毒性愈高。

在這一節中，我們要介紹一種模型，了解這個模型之後，你便能懂得疾病的影響疾病和治療過程。如圖1—1所示。我們都是生物體，內都有各種結構。根據每個人整體功能的重要性，有組織、器官、系統，甚至心理狀態，都屬這個結構，總共可分為三大類：身體、情緒和心理。想像有一座金字塔，身體位於金字塔底部，情緒在中間，心理則位於內部。

在三大類「結構」中，每一類依序有五個重要層級。在身體結構中，最基本的層級首先是皮膚和骨骼系統，接著是腎臟和生殖器，肝臟和消化系統，心臟和肺，最重要的層級是大腦和神經系統。在情緒結構中，最基本的是擔心、恐懼、憤怒、歇斯底里，最後是自殺性憂鬱症。心理結構層級由下而上依序為遲鈍和懶惰、焦慮、認知障礙和記憶喪失、妄想狀態和失智，最後是昏迷。

疾病往往始於金字塔底部身體的部份，然後依序往上移動。如果未經停止，疾病狀況會繼續從情緒結構的五個層級依序往上，如果再未經阻止，就會沿精神結構往上發展。在治療方面，經常治療的只是疾病症狀而非疾病本身，因此病況僅是往上一級「推進」，進入較高級。

進入較高層級的疾病，代表對系統具有較強烈的衝擊和壓力，並顯示防禦機制有所缺陷。病人體內的毒性愈多，症狀就愈深入人體層級。人體內的毒性量愈高，表示對防禦機制的干擾愈嚴重，因此必須使用愈長時間的排毒療法。我們的治療是由上而下、內而外，從近期的疾病到累積已久的疾病。這個療法的概念源自於十九世紀聲名卓著的順勢療法大師——康士坦丁・赫寧（Constantine Hering）所制定，因此稱為「赫寧法則」。

藉由圖1—1可以看到，隨著你的恢復，治療會從深層疾病轉變成較淺層級。懶惰或焦慮的心理症狀，也會被恐懼或擔心的情緒症狀所取代。而憤怒的情緒症狀則會被膽囊痛或皮膚發疹的身體症狀所取代。

我們每天都可以看見或感受到排毒對健康的改善狀況。根據個人不同的標準和定義，復元的評估有三個要素，分別為：遺傳、外部干擾和內部干擾。

遺傳

就生物化學角度而言，每個人都不盡相同。在很大程度上，我們所獲得的遺傳基因特徵，會決定我們罹患疾病的傾向，對老化的抵抗力，以及處理環境毒素的能力。罹患疾病的傾向實際上不見得一定會發生，而是會受到各種環境因素所影響。遺傳特徵愈強，治療所需的時間愈長。一位醫師對於病患的家族史若能有深入的認識，將會對健康本質以及可能的復元模式有較好的認識。

外部干擾

疾病或毒素破壞健康的能力，取決於其本質，以及你身體防禦機制的力量。如果你有情緒問題或任何身心障礙，你的防禦力都會被削減，使你變得更脆弱。外界衝擊力愈強，內部防禦力愈弱，你所受的傷害愈大，所需的治療時間愈長。

內部干擾

不適當的治療會干擾人體處理疾病的自癒力量，例如藥物會造成身體排毒機制額外的負擔，使得恢復時間發生變化或延長。當人體的自然修復機制受到干擾，疾病的預後情形就會變得較為不確定。例如服用類固醇、抑制免疫反應等藥物，或是長期服用處方藥物等病患，通常需要較長時間的排毒治療。如果病患屬於這些情況，特別注意必須採取「等待」的方式。每當具有漫長疾病史和手術史的病患前來求診，案例很棘手，結果卻超出期望，漸漸恢復或完全治癒。

人人負起照顧自己健康的責任

實行主流醫學者或許並沒有意識到也沒有批判，醫學文獻的龐大資料庫，其實支持著排毒醫學的安全性、有效性和成本效益。排毒計畫累積了超過百年的高超臨床研究結晶，並由許多具有天賦的治療師致力於發展各種療法。這些方法主要受到自然療法醫師的推廣與運用，但此外還有西醫、整骨師、針灸師、脊椎治療師等也利用排毒計畫，效果令人滿意。

古印度和中國的醫療系統，基礎便是建立於排毒原理。幾個世紀以來，不同時代、國家和文化的醫師和治療師，都具有相同經驗：讓病患的身體排毒，可緩解慢性疾病，有助獲得最大程度的健康。

不幸的是，這些超越時代的醫療保健方法，有時在一些訓練有素的醫師和專家無知的畫蛇添足之下，會產生反射性的反應。一般時代潮流都會將新事物奉為圭臬，卻忽略工業化時代之前的已知事物。人們想要汰舊換新，沒想到卻連智慧結晶一起拋棄了，這真是一個典型案例。

如果你決心獲得健康並保持健康，就在此時此刻，停下腳步好好想一想，並遵循以下步驟採取行動：

1. 根據你的想法和信念，選擇自己認為最好的行動，然後下定決心實行。
2. 告訴家人、朋友和醫療保健人員，關於排毒的相關知識。

3. 找一位醫師，必須能夠幫助你完成這種治療系統。在本書後面的附錄裡面有美國和加拿大的排毒醫學專業人員，僅提供參考。

但請記住，如果你不願意，沒有醫師可以幫助你。很多我們的病人自己心裡都明白，其實他們的生活習慣和生活方式都有害健康，但從前卻不願意改變。

我們試圖幫助人們了解他們需要做什麼，為什麼要那麼做，但我們的建議卻經常受到質疑，病患自己也猶豫不決。我們能夠理解這一點，特別是事實上這種態度的形成，乃源自於醫學文獻及其他資源等，從來都沒有接受那些在主流醫學範疇之外，受人推崇的科學家與臨床醫師的工作。我們的解釋是，主流醫學所接受的訊息，是來自於不使用我們治療方式的人，這些人對自然醫師以及一般通稱為替代療法治療師所運用的療法，知之甚少。

本書為你提供重建以及維持健康所需要的資料。如果實行起來覺得一切正常，沒有不適症狀，那要恭喜你。但是，如果你認為自己不需要排毒，在你確定以前我們要提醒你，排毒是一個健康醫學領域中非常明確的概念。這是預防和保護健康一種卓越的辦法。常識和生理醫學表示，由於身體每天辛勤工作，必須經常休息和調整。無論現在或未來，定時保養維修人體的每個系統，都是保持健康活力的秘訣。

一個人表現出疾病症狀，可能需要多年的時間。在這段時間中或許你並不會感到身體不舒服，這是因為身體是以所有的防禦機制去抵抗疾病。最後等到水壩潰堤，那就是疾病出現的時候。即使你感覺並不差，也不妨考慮進行徹底的健檢評估，檢驗你的排毒化學，結果可能會令你感到驚訝。你可以直接嘗試本書的排毒計畫，看看能不能有所感覺。

本章可謂書中最重要的一章。為了教導病患如何負起責任，恢復健康，總是指導他們首先要閱讀這個第一章；這樣一來，病患便能夠得到概念，懂得該如何思考關於健康的問題。「給他魚吃，不如教他釣魚」，懂得正確的思考方式，使病患能夠主動維護自己的健康，比治療病患恢復健康更加重要，此外，第一章多讀幾次會更有幫助。

抗生素的兩難問題

就像人們被迫必須適應環境變化，醫師也一樣，必須調整新的思想方式。使用抗生素就是一個恰當的例子。抗生素不能抵抗許多感染，因為會導致細菌的抗藥性，造成腸道中精細的免疫作用失去平衡，但醫師卻持續使用抗生素。因此在這樣的必要情況下不得使用抗生素。

我們看過一個四歲男孩因慢性耳部感染，在三年內服用過30次抗生素療程。當孩子像這樣用藥時，會對腸道菌叢和免疫系統造成嚴重的干擾。原本應該發揮效用的藥物治療法，反而卻導致嚴重傷害，使我們感到憂心忡忡。研究顯示，患有復發性耳部感染的兒童，經常會對一些食物過敏，使用抗生素對於問題根源「食物過敏」沒有什麼作用。事實上，在一項研究中，不接受抗生素治療的孩子，耳朵感染的復發情形較少。由於我們心中有數，後來我們確診了男孩的食物不耐受性，並從他的飲食中排除了過敏的食物。再經幾個月的排毒之後，修復了他的腸道，也恢復了免疫系統，孩子不再有耳部感染，因此當然也不再需要抗生素。

大多數人通常會以為，「排毒」這個詞大約指的是幫助戒除酒精和毒品的方法。不過「排毒醫學」一詞並不是指這方面，而是一種非常專業的醫療保健措施。它是排除人體細胞內毒素和壓力因素的支持系統，運用有益健康的營養物質當作燃料補充，以自然方式治療並預防疾病。首先我們的第一步是要認識到，我們所有人每天都會接觸毒素，其中有人比其他人更容易被這些毒素所傷害。這是現代生活中的一個事實。為了保護你的健康，你必須了解毒素如何改變細胞的活動，這一點非常重要。

第 2 章

毒素如何影響你的健康

- 細胞基礎知識
- 毒性協同作用
- 毒性症候群
- 毒性徵兆
- 健康徵兆

在人類的病痛苦中，最迫切的問題是如何進行疾病的預防。當你意識到你每天所做的選擇，就是你健康的基礎，你將會明白這個問題攸關個人大事。你的生活方式可能會導致疾病發展，使得人體細胞出現生物化學的崩潰，甚至進一步蔓延到其他組織器官。毒素，無論是人工合成或人體自行產生的，如果沒有從血液循環中排除，就會造成這種細胞損害的情形。

影響健康和細胞化學的因素很複雜，但你可以掌握一些基本重點，有助理解。一旦你明白了細胞生存所需，便可以開始個人專屬的照護。

細胞基礎知識

營養醫學是細胞健康的科學。你的身體是由數萬億個細胞所組成，每個細胞都有相同的需求。當細胞的需要達不到滿足，就會出現異常和不適，稱為疾病。當我們每天都能滿足數萬億個細胞的需求，就是良好健康的開始（見圖2—1）。每個細胞所分配到的工作，都有完美的設計來滿足，每個細胞也都能夠全力運作。當細胞個體的基本需求無法獲得滿足，或受到限制無法充分運作，造成工作無法適當，此時就會發生健康不良的狀況，進而導致疾病。限制細胞運作的原因有：營養素缺乏、氧氣供應不足、廢棄物排除不良、環境中有大量有毒化學物質堆積等。你的職責在於排除所有造成細胞無法

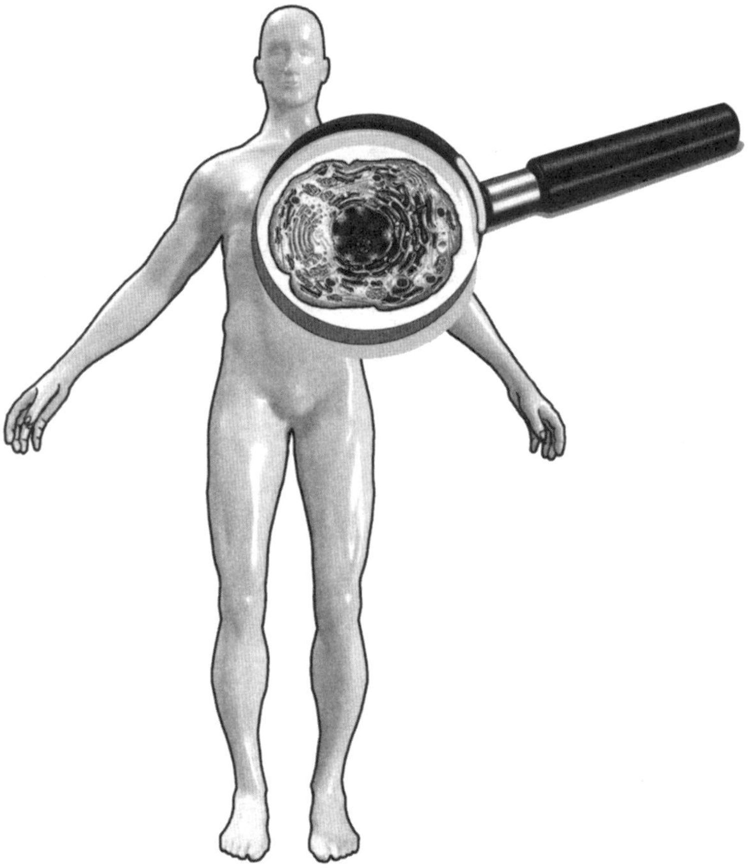

圖 2-1　你的身體由數萬億個細胞所組成。為了維持所有系統運作完善，你必須注意滿足細胞需求。

順利運作的因素。本書的目的即在於此，綜歸可以分成三部分。首先，你要找出妨礙健康的真正因素，接著要學習如何修復傷害，最後則是促進身體的自癒。

不健康的飲食，過著不健康的生活方式，人體內部就會破壞細胞進行高性能運作所需的微妙平衡，形成一種干擾的環境。在細胞正常運作過程中，自然會排空廢物，但上述的因素，再加上來自人體外界的環境汙染，都會增加人體平時排毒的負擔，綜合起來，可能會對身體的運作機制而言造成過重的負擔。

甚至當濫用藥物、飲酒過量、或體內發生滲透性等條件的變化（又稱腸漏症候群），這些其他因素會進一步造成負擔，身體系統便會發生減速、關閉或功能不正常等反應。

在細胞功能和器官運作開始出現衰弱和損害徵兆之際，代表我們的身體已經吸收了過多的毒性壓力因子；也就是說，損害以疾病的症狀表現。疾病代表體內排毒機制減輕的狀況。只要病情持續，健康就會受損。

細胞功能

健康狀況不良，真正原因並非由於細菌、病毒或器官衰竭所致，相反的，而是由於細胞功能不良，造成器官活動紊亂，導致細菌和病毒滋生。人體有億萬個細胞無時無刻都在尋求生存，問題在於細胞遇到無法繼續原有運作的障礙。如果我們意識到這一點，並承擔責任，為細胞提供所需，細胞便能生存、癒合，做好該做的工作。

細胞的需求非常簡單。細胞不貪心，也不會需索無度；每個細胞所要的只有三個東西：食物（營養素）、一些溝通（為了驅動代謝作用，細胞與細胞之間要聯絡），而最重要的是一間乾淨的房子（有效排除毒素和產生的廢棄物）。

細胞的飲食有氧氣和大約五十種不同的營養素（表2—1）。循環和淋巴系統會幫助細胞，排除

表 2-1 食物營養素與細胞健康的重要關係（按重要性排序）

水	**微量礦物質**
碳水化合物	鐵
纖維	銅
必需胺基酸	碘
精胺酸	錳
組織胺酸	鉻
白胺酸	鋅
異白胺酸	氟
賴胺酸	硒
蛋胺酸	鉬
苯丙胺酸	錫
蘇胺酸	矽
色胺酸	釩
纈胺酸	鈷
必需脂肪酸	鎳
亞麻仁油酸	砷
次亞麻仁油酸	**水溶性維生素**
花生四烯酸	維生素 B_1（硫胺素）
礦物質	維生素 B_2（核黃素）
鈉	維生素 B_3（菸鹼酸）
鎂	維生素 B_5（泛酸）
磷	維生素 B_6（吡哆醇）
氯	維生素 B_{12}（鈷胺素）
鉀	葉酸
鈣	生物素
脂溶性維生素	維生素 C（抗壞血酸）
維生素 A（視黃醇）	
維生素 D	
維生素 E	
維生素 K	

資料來源：取自著名的「凱洛管理學院報告」（The Kellogg Report）。

堆積的廢棄物。廢棄物來自稱為代謝作用的細胞內所進行生化活動。細胞努力工作，在代謝過程中「流汗」，產生副產物，但細胞不喜歡坐在自己所產生的廢物中，所以會藉由血液運送這些副產物，流向腎臟和肝臟。肝腎會進行處理，準備好最後階段的排除。如果沒有這種作用，廢棄物堆積起來，會造成細胞中毒。大多數病患體內所產生的毒性，多來自於有毒的代謝廢棄物因為循環作用，回到細胞內部，卻沒有排出體外。

細胞醫學

細胞醫學亦稱為排毒醫學，施行者著重於解決人體在細胞值的需要，這是一種具有「宏觀」效益的「微觀」方法，治療評估的重點在於最基本的功能障礙，也就是病因和問題的根本，而並不僅看症狀。有鑑於毒素藉由擾亂細胞功能，影響我們的健康，這件事非常重要，會導致許多器官都受到連累。在細胞醫學中認為，人體各部位都與所有其他部位相連。此外，每個人對毒素的反應也有所不同，因此個案都必須單獨評估。

主流醫學的做法卻不一樣。醫師所接受的訓練，是評估和治療人體的器官與系統，他們認為這些都是分開的，有不同的專門醫療：心臟病專家、神經內科專家、胃腸病專家等。當病人前往任一類型的醫師看診，諮詢自己的問題，就醫的典型過程是，醫師嘗試將症狀與疾病症候群或不適情況配對，然後做出診斷。一旦找出問題的名稱，便可能需要測試才能確診是什麼疾病，接著展開相關治療計畫。

病名通常是代表疾病所造成的損害，或是受到影響的身體部位。治療是根據一種稱為「SOC照護標準」的模型，這是標準教科書法，意指醫師治療的是疾病，而非病患。這個模型並非是為每位病患的個別生物化學特性，以及病患個況的獨特性所設計的。

【病患案例】

賴瑞經醫師告知，他罹患的是多發性硬化（MS）；全身性的虛弱、疲倦、手麻，都是典型的疾病指標。由於賴瑞的工作仰賴手部靈活，只好被迫休病假。過去我們有過運用蜂螫治療多發性硬化病人的經驗，因此賴瑞認為我們或許可以幫助他。經過全面的醫學檢查，然而卻沒有定論。

我們繼續進行一系列的毒性測試，尋找可能導致症狀的原因（有關毒性測試的更多詳情，請參閱第7章），結果發現賴瑞的體內有異常高濃度的鉛。接著我們回顧他的病史，發現他過去自訴的症狀就是典型的鉛中毒：腹部和骨骼疼痛。已知鉛也會導致類似於多發性硬化的神經問題。因此我們的結論是，賴瑞的診斷是錯誤的；事實上，他罹患的是鉛中毒。

這種醫療保健系統辦法，對一些個案的效果良好，特別是當病人的問題與醫師的診斷完全配合的時候。但是，在許多情況下，這種配合並不完美。當醫師無法清楚辨識病因之時，會單獨治療症狀，經常是用藥物來壓制，病患從不會因此真正痊癒。只是暫時用藥物或切除病變組織以止痛，結果造成症狀跑到其他地方出現，並非治療問題的根源。在一些病例中，問題的根源與疾病部位是不一樣的。

例如，關節炎代表關節發炎，胃炎代表胃部發炎，這些名稱都只是描述性的，並沒有告訴我們發炎的原因是什麼。但是，從自然療法觀點看來，這些組織發炎的狀況，是肇因於身體其他部位的疾病。一個患有關節炎的人，實際上可能有某種消化問題，胃部發炎可能是因為過度焦慮和壓力。在自然醫學中，病因比病名更重要。治療要從原因做起。

而且，問題真正的根源，往往都是毒素。中毒症候群（由於對一些物質的毒性反應，所產生一系列症狀的疾病）就是接觸各種毒素的結果，造成血液中毒。這些毒性物質可能會來自體內或體外，無論是哪一種，只要身體無法排除這些毒素，就會產生損害。東方的醫師對於「血毒」概念，早已有數千年的認識，但直到最近才有科學試驗可證明體內毒素的存在，準確指認並測量汙染物質的濃度。現在，新的試驗（例如腸通透性試驗證實，腸道中細菌的毒素副產物，可能會滲漏到血液中），增加了我們診斷和治療中毒症候群的能力。

毒性協同效應

協同所描述的是一個整體系統的不同行動或部份的綜合影響，想要了解毒素如何影響健康，這是一個重要概念。毒素的協同作用，指的是作用於生物體的某種化合物（例如食物和水中的鉛），加上另一種化合物（例如補牙材料中釋放的汞齊）共同作用的後果，對細胞所造成的傷害，會比分別作用加在一起還要強。

每個人天生都有內在的適應力，能夠面對各種代謝壓力來源，並可處理對人體所造成的負擔。但是我們的生物耐受性有限。暴露於在藥物、食物、水和空氣中所發現的各種毒素，會迫使人類的適應機制超過極限。在毒素的攻擊下，身體不再能保護自己。如此，結果造成人們遭受「毒素協同（toxic synergy）」的折磨。這種狀況造成了新的問題，超乎於傳統西方醫學模型的照護標準之外。

有一些化合物可模仿雌激素的活性，我們可就此看見毒性協同作用的一例。塑膠裡面含有一種叫作雙酚A的物質，暴露在熱中，雙酚A會釋放到食物和水中。這些化合物能夠與人體細胞上的雌激素受器結合，所產生的細胞反應，就好比與雌激素結合一樣，但實際上雌激素卻不存在。其他已知可模擬雌激素的化合物，例如在殺蟲劑中發現的一些化合物，彼此有加成作用，影響更加顯著。結果造成無論男女，正常荷爾蒙平衡都受到干擾，增加了罹患癌症的風險。

波斯灣戰爭症候群：毒性協同的一例？

參與１９９０年中東波斯灣戰爭有75萬人，其中10萬人後來抱怨有不明原因的神經症狀。雖然沒有明確找出任何病因，但其中一個因子可能是同時暴露在多種化學藥劑中。為了保護士兵們的健康，他們必須吸入抗神經性毒氣藥劑，即俗稱大力丸的抗膽鹼酯酶（pyridostigmine bromide），加上殺蟲劑ＤＥＴ及除蟲菊殺蟲劑（permethrin）。

在一項研究中，研究人員讓母雞分別暴露在上面這些化合物中，結果發現母雞都表現出最小值的神經毒性。然而，以兩種相同劑量混合的化學藥劑，則母雞會表現出較高值的神經毒性，但將此三種化學藥劑混合在一起，卻會導致更高值的毒性。波斯灣戰爭告訴我們，毒性物質的混合會造成不可預測的結果。

毒素破壞環境的生態，不僅影響我們的身體外部，還有內部。我們從未遇過的化合物，正在破壞細胞機制，干擾基因轉錄（將我們ＤＮＡ中攜帶的訊息，經過翻譯，轉換為細胞功能）。人類總是不得不適應自然界中的破壞性力量及自然產生的毒素，但卻從未一次面對如此多的新化合物和作用力。這些狀況在在需要我們身體前所未有的適應性反應。

毒性生態學

瑞秋・卡爾森在著作《寂靜的春天》一書中，所預測的生態惡夢早已出現。汙染的結果，造成了一些動植物物種的消失。原本設計要殺死有機生物的殺蟲劑，卻成為我們食物鏈的一部分。癌症愈來愈盛行，瑞秋・卡爾森自己便死於乳癌。

不過她沒有預測到的是，如今大量充斥在環境中的各式化合物，在相互協同之下，產生了致命的作用。這種毒性協同作用並非直到最近才被人發現，根據目前的研究，我們的飲用水中可能含有40種致癌物，工業生產過程釋放到空氣中的有60種致癌物，另外還有66種是噴灑在糧食作物上的殺蟲劑。很不幸的，並沒有一份明確的研究報告能評估所有這些化學物質，在我們的飲食和飲水中同時作用的效應。

化學工業製造商生產出新的化合物供人們使用，安全規範卻是沿用醫藥產業，這是不應當的。根據化學工業管制的規範，證明這些物質有害的重責大任，是大眾要去承擔，化學製造商本身並沒有義務證明產品的安全性。儘管大多數國家現在認識到有毒環境對人體健康的恐怖影響，但卻沒有提供真正的解決方案。美國國家環境保護局發布過一些驚人的統計數據，例如1994年有數百萬磅的有毒化學物釋放到環境中（表2—2）。

表 2-2　1994 年釋放進入環境中的有毒化學物（美國）

地點	量（1 磅＝ 454 公克）
工廠現場	4 百萬磅（1992 年為 2.5 百萬磅）
地表水	25 百萬磅
空氣	42 百萬磅
倒入當地井水／地下水	40 百萬磅
有報告記錄的釋放	111 百萬磅
估計總釋放量	22 億磅

毒性症候群

許多健康問題與暴露於特定毒素的因果關係已經很明確，其中包括我們因個人生活方式所自願暴露的那些毒素。請記住，即使是一般認為對你有益的食物，然而對一些有食物過敏的人來說卻可能是毒。表2—3列出這些因素與一些常見健康問題和疾病之間的關係。有時醫師對病患所診斷的健康問題和疾病名稱，並沒有顯示或提醒病患潛在原因是細胞功能障礙，因此可能是毒性症候群。

毒性症狀

毒性症候群很常見，但人們經常沒有發覺。肝臟疾病、頻繁藥物反應、人工香料過敏（如空氣清新劑、洗髮劑、洗衣劑）、頻繁水腫或發脹（特別在眼睛周圍）等，還有一種沒有喝酒卻有宿醉感，種種都是你可能有毒性相關問題的指標。表2—4列舉一些你應視為毒性警告標誌

表 2-3　常見健康問題及引發的毒素

疾病	引發的毒素
阿茲海默症	
金屬	鋁、鉛
化學製品	農藥
過敏	
化學製品	甲醛
食物	小麥、乳製品、酵母等其他導致不良反應的食物
生活習慣	抽菸
貧血	
金屬	鉛中毒
食物	任何引起不良反應的食物，營養不良
生活習慣	酒精
心絞痛	
金屬	鉛
食物	任何引起過敏反應的食物、過度消費糖和不健康的脂肪
關節炎	
食物	咖啡、巧克力，任何可能導致過敏反應的食物
生活習慣	抽菸
氣喘	
金屬	鉛
化學製品	對化學氣味和空氣汙染的反應
食物	奶製品、任何引起過敏反應的食物
生活習慣	建築物通風不良、發霉
自體免疫疾病	
金屬	汞
化學製品	矽膠乳房植入物
食物	營養不良

表 2-3 常見健康問題及引發的毒素（續）

疾病	引發的毒素
行為障礙	
食物	食物不耐症、蔗糖不耐症、食品色素過敏
大腸炎	
食物	任何引起過敏反應的食物
癌症	
化學製品	農藥、輻射、低頻電磁場
食物	過度攝取炭火烤肉
生活習慣	抽菸、飲酒
白內障	
化學製品	工業汙染物、類固醇
食物	飲食缺乏抗氧化物
生活習慣	抽菸
腸絞痛	
金屬	鉛
食物	任何引起不良反應的食物
冠狀動脈疾病	
金屬	鉛、鎘
化學製品	空氣汙染
食物	酒類、油炸食品、過度攝取肉、糖和精製麵粉
生活習慣	抽菸
糖尿病	
食物	對乳製品的過敏反應，麩質（麵筋）過敏
慢性疲勞症候群	
金屬	鉛、汞
化學製品	殺蟲劑
食物	任何引起不良反應的食物
生活習慣	工作過度、長時間擔憂

表 2-3　常見健康問題及引發的毒素（續）

疾病	引發的毒素
不孕症	
金屬	汞
化學製品	殺蟲劑
纖維肌痛	
化學製品	殺蟲劑
骨折	
化學製品	氟化物（導致「脆骨症候群」）
頭痛	
金屬	汞
食物	任何引起不良反應的食物
高膽固醇	
金屬	鎘、鉛
食物	咖啡因、油炸食品
生活習慣	酒精
高血壓	
金屬	鉛、鎘、汞
腎臟疾病	
金屬	汞
食物	任何引起不良反應的食物
肝臟疾病	
生活習慣	酒精
黃斑部病變（因視網膜中央部分受損，導致視力下降）	
生活習慣	抽菸
多發性硬化症	
金屬	汞
化學製品	工業汙染
食物	任何引起不良反應的食物
帕金森氏症	
化學製品	殺蟲劑
生活習慣	抽菸

表 2-4 人體系統的毒性症狀

身體系統	症狀
中樞神經系統	認知問題、記憶力差、肢體麻木
免疫系統	經常感冒、盜汗、突然過敏發作
胃腸系統	脹氣、疼痛、腹瀉、打嗝、口臭
肌肉骨骼系統	感覺異常（麻木或刺痛）、疼痛、虛弱、疲勞
感覺	眩暈、對氣味極度敏感
皮膚	蕁麻疹、濕疹、搔癢

的症狀。

身體的一些系統對於特定毒素尤其容易受害。圖2—2說明你可能面對的危害。在後面章節中會詳述一些應注意的紅色警戒狀況，並說明可能的毒性。你也可使用書末所附的問題集，來計算自己暴露在各種類型毒性下的「得分」。你可以從總分得到一些概念，知道自己的身體可能有多少毒。

牙齒和牙齦疾病

特別注意你的牙齒和牙齦。口腔狀況是重要關鍵。未經治療的蛀牙、牙齦疾病、含有細菌的牙根管、白銀填充物、植牙物、鎳牙冠等，可能都是影響整個身體的毒性主要來源。口腔衛生不良，可能是造成牙齦疾病或蛀牙的原因，但這些症狀可能也是因為飲食中含有太多有害成份與營養不足。

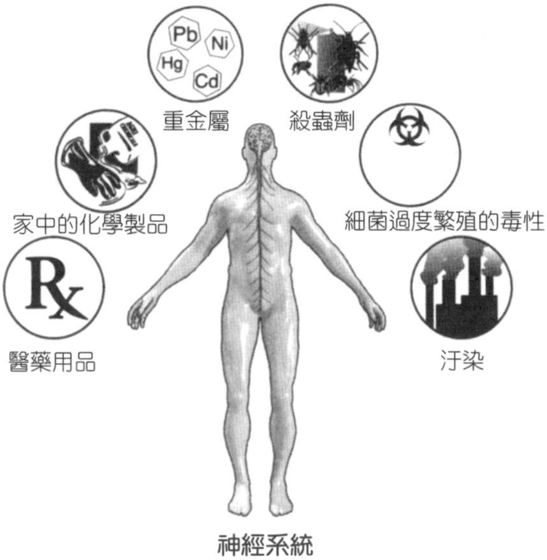
Pb
Ni
Hg
Cd
重金屬
殺蟲劑
家中的化學製品
細菌過度繁殖的毒性
醫藥用品
汙染
神經系統

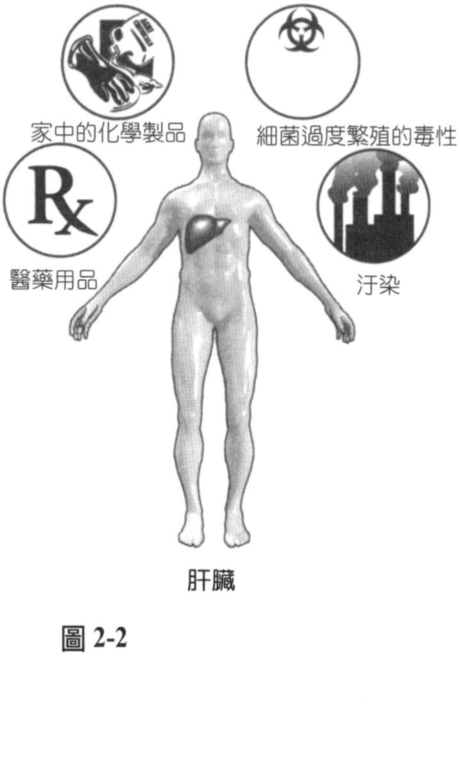
家中的化學製品
細菌過度繁殖的毒性
醫藥用品
汙染
肝臟

圖 2-2

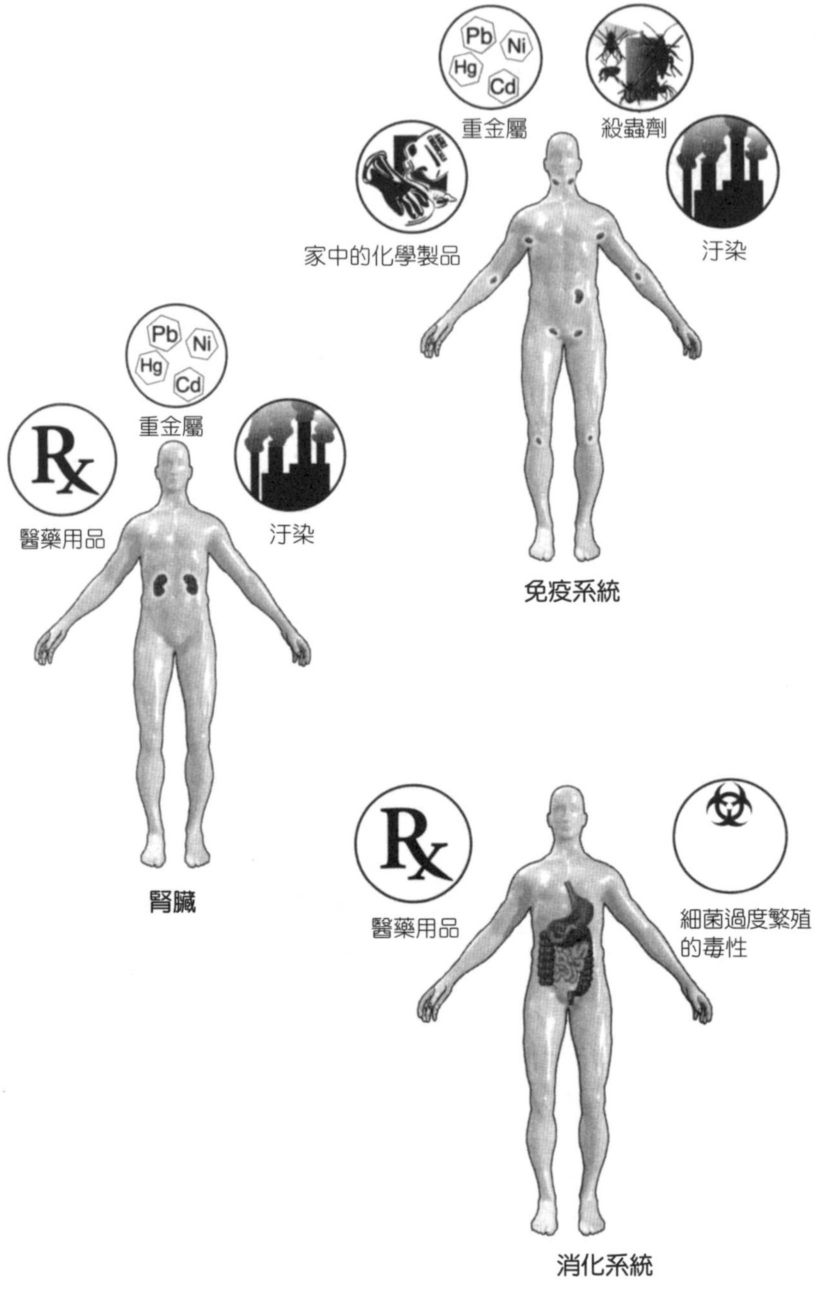
Pb
Ni
Hg
Cd
重金屬
殺蟲劑
家中的化學製品
汙染
免疫系統
Pb
Ni
Hg
Cd
重金屬
醫藥用品
汙染
腎臟
醫藥用品
細菌過度繁殖
的毒性
消化系統

圖 2-2 （續）

你怎麼知道自己受到毒素危害的風險，是否需要評估毒性症候群？請看看是否有一些毒性症狀，表現在外可見的是健康經常不太好，症狀包括頭痛、關節痛、嗜睡、體重過重、細菌和病毒感染抵抗力低，或者以下相關的疾病：

癌症。眾所周知，接觸高值的致癌物質，加上解毒蛋白酶的崩潰，明顯會增加人們容易發生癌症的機率。酒精、菸、藥物和汙染物等，都會改變人體的解毒酶。例如，膀胱癌與暴露於工業化學製品有關，乳癌與農藥有關，肺癌與抽菸有關。

自體免疫疾病。一些毒素，如改變的腸道菌叢，殺蟲劑和汞（水銀），會破壞人體免疫系統等，都與自體免疫疾病的發病與進程有關，包括紅斑性狼瘡、類風濕性關節炎等。

神經疾病。暴露於農藥、金屬、汞和其他毒素，會引發生化問題，明顯影響神經系統，對大腦功能產生負面衝擊。當基本營養素攝取量不足，情況會更嚴重，特別是抗氧化物的缺乏，這是一種膳食因素，可保護身體免於受不穩定的活性氧分子所傷害，這些分子又稱為自由基，一般都在人體內循環。

關節炎。關節炎疼痛可能是因為對特定食物（食物過敏）的毒性反應、飲水不足的脫水（一種常見問題），以及腸毒血症等的毒性反應有關。

腸道疾病。這種症狀可能是食物過敏的結果，或腸道菌叢出現不平衡的現象。

免疫疾病。這些疾病與農藥、工業化學製品（戴奧辛）和血液中的汞、腸道有害細菌存在等都有關。

心血管疾病。這個問題已知與血液中重金屬的存在有關。

有關經口毒性的訊息，自1928年即出現。牙醫師韋斯頓・普來斯（Weston Price）研究牙齒慢性感染對個人全身健康的影響。在他的論文〈牙科感染的危險和預防〉中，普來斯醫師說明厭氧菌會藏在牙齒中，尤其是已經完成的根管治療，因此可能會損害原本體質容易感染的個體。普來斯的工作後來並沒有其他研究人員跟進，但許多病人、醫師、牙醫師都發覺到他的發現具有正確性。在我們的診所也有幾例顏面神經痛（顏面的感覺神經和運動神經出現極端疼痛），經移除牙根和空腔後，病情得到緩解。

口腔疾病，特別是由毒性反應所引起的疾病，會產生嚴重的後果。有慢性健康病史的病人，必須去牙科進行徹底的檢查，以確保沒有感染、牙周空腔、重金屬、電流（因口中補牙等金屬化學反應所導致）等，造成高度敏感的口腔區域出現問題。根據我們的經驗顯示，口腔部位是探索慢性病根最重要的一個原因。牙科檢查應由具有合格生物牙科醫學（biological dentistry）人士所執行。

纖維肌痛和慢性疲勞症候群

最近有一項研究顯示，經醫師確診的慢性疲勞症候群、纖維肌痛和多種化學敏感症候群的病人，基本上無法根據症狀來判斷究竟得的是哪一種疾病。研究顯示這些疾病無法分辨，因為其實是同一種疾病的不同表現形式。這些不易分辨的疾病，可能是由於許多環境因素所造成。

根據幾項研究顯示，化學毒性和免疫系統崩潰會引發疾病。許多病人到我們的診所詢問，是否有纖維肌痛和慢性疲勞症候群方面的治療。排毒療法已證明是有效的，並且是唯一清楚連貫的治療方式，能夠治癒有這些健康問題的人們。我們深信這些神秘疾病的出現，代表環境毒素的壓力已經超過一般人所能夠承擔。

神經系統疾病

中樞神經系統對血液中的毒素極其敏感，大腦的活動取決於荷爾蒙、神經傳遞物、胜肽等微妙的電化學平衡。毒素會擾亂這種自然平衡，結果造成大範圍的影響，包括意識方面持續的「迷霧」（認知障礙），到嚴重疾病如：阿茲海默症、帕金森氏症、運動神經元等各種疾病。

例如，多氯聯苯（即ＰＣＢ）是一種常見的工業化學物質，具有致癌性和神經毒性。１９７９年台灣有兩千人因多氯聯苯汙染食用油而受到毒害，其中44％受害者出現的症狀主要在於神經系統，包括感覺和運動神經的傳遞問題，於是研究人員得到結論，保護大腦細胞不受到這些毒素的損害，可防止大腦老化和神經退化性疾病。中樞神經系統也很容易受到自由基的損害，因此要注意這些具有傷害性的氧分子去傷害人體其他細胞，造成氧化的傷害。

如果你對於人體循環中的毒素會造成大腦狀態的變化，只需回想一下宿醉早上你的心理狀態，飲酒的後遺症。事實上，一個人如果經常感覺排毒系統負擔過重、作用遲緩，就好像一直有宿醉的感覺一樣（只是沒有頭痛）。根據報告，這種暴露於農藥等毒素的人，會有這種扭曲意識的現象。不良影響持續的時間取決於毒素的類型，甚至可多達數年。

經過排毒，幾乎每個人都經歷到，在排毒過程結束時，頭腦會變得非常清楚。這裡所要傳達的訊息是，神經系統對血液中的毒素非常敏感。

帕金森氏症　證據顯示，環境毒素會影響帕金森氏症的發作。帕金森氏症並非病毒所引起，也不是自體免疫疾病。我們現在已知，帕金森氏症在工業化國家較常發生。確切的原因還不得而知，但一些研究人員懷疑是與重金屬、化學製品、殺蟲劑、農業肥料、受汙染的井水地下水、木漿製造業等有關。帕金森氏症病人常見於暴露在殺蟲劑和石油衍生物之中。

帕金森氏症也可能是遺傳性的，由於遺傳體質的排毒能力較差所導致。根據生化檢驗所的實驗，帕金森氏症病人的腦細胞的抗氧化物含量較低，顯示自由基所造成的損害。

阿茲海默症　阿茲海默症主要的疾病症狀是腦部損害，這可能是由各種環境中的毒素所造成的。阿茲海默症的治療特別困難，因為就如第1章金字塔所描述的，毒素已滲透到病患的核心深處。

此疾病與遺傳性排毒能力較差有關，主要是因鋁、汞、殺蟲劑和小麥麩質（許多人對麩質都有未確診的過敏情形）。幾項研究顯示，阿茲海默症病人的腦組織含有高量的汞。殺蟲劑是神經傳遞物的強力抑制劑，會引起神經傳遞的麻痺，與阿茲海默症亦相關。這些化學製品會誘發與阿茲海默症相似的症狀，因此可能與病因相關。一位醫師曾報告，他有許多阿茲海默症病人對小麥膠蛋白和麩質（gliadin/gluten）都很敏感。

多重化學物質過敏症候群

每個人每天的生活中，都會暴露在大量化學物質中，造成廣泛的免疫和神經系統疾病。像是我們的食物供應就含有許多會殘害身體的毒素。食物中含有殺蟲劑、漂白劑、防腐劑、人工色素、著色劑、蠟、熏蒸劑、激素（荷爾蒙）和抗生素。速食可能會在重複使用的腐敗油脂中油炸，由於過度加熱，對健康不好。堅果和穀類容易受到黴菌汙染，過度碳烤肉類裡面含有致癌物。患有多重化學物質過敏症候群（MCS）的人，通常找遍一個又一個醫師，卻得不到幫助，直到有人發現這些病人的病況其實是反應各種不同的化學物質，症狀經常不只是侷限於一個器官或系統。這種情況往往很難診斷，一般來說甚至完全不被主流醫學認為是一種疾病。但多重化學物質過敏症候群的確存在，也可藉由排毒療法加以治療。

健康的跡象

除了測量血壓、壓力測試或抽血檢驗，還可用其他方式來測量你的健康狀況，每天檢查看看你的健康。仔細照鏡子觀察，研究你的模樣。在我們的診所，只要一看病人的臉孔，我們就可發現病人是否有毒性方面的問題。問問自己一些簡單的問題，心情如何，身體功能如何，每天過得如何，是否能夠享受生活等等。你可逐一清查身體系統，看看各部位是否有毒素的壓力反應跡象。以下提供一些日常檢查準則，每天自我檢查。如果這些問題的答案都是肯定的，表示你可能有毒性損害的問題。

心理、情緒和態度

心理和情緒是兩種很好的健康總指標。如果你常有思路不清晰，無法專心，情緒不穩定、憂鬱，或是缺乏熱情，對生活沒有產生正面的興趣，這些情形都可能是線索，表示你毒性負荷過重。

你的心理狀態如何？

- 你覺得專心很困難嗎？
- 你覺得精神不濟嗎？
- 你思考感覺遲緩或模糊嗎？

你的情緒運作如何？

- 你的外表看起來是負面的嗎？
- 你是否經歷過突然無法控制的情緒波動？
- 你感到精神萎靡、呆滯或無精打采嗎？

能量值

人體有的設計原本可以努力工作80年。所有年齡健康的人，整天都有足夠的活動精力，然後晚上休閒。人體的能量來自於良好的細胞代謝作用、平衡的激素，以及在神經系統中保持準確的生化平衡。能量與我們的情緒狀態也有密切的關係；態度會影響能量值，能量值也會影響態度。例如，憂鬱的人經常會睡得比一般人多，患病的人傾向於心情憂鬱。如果你覺得自己不再有過去那麼多的精力，或感覺你沒有足夠時間去做所有想要和需要的事，可能就代表你體內毒素已達到某些值。

你的能量值如何？

- 你是否經歷過極度和持續的疲勞？
- 你大部分時間都感到昏昏欲睡嗎？
- 普通的活動會讓你筋疲力盡嗎？

・即使睡了一晚，你是否依然感到疲倦？

皮膚

皮膚是人體最大的器官，會出現各種不同的反應。皮膚提供人體保護屏障，保持正常的體溫，並且是排除毒素的一種媒介。健康的皮膚具有彈性和年輕的外觀，由內而外充滿活力。毒性和疾病則會使皮膚乾燥、疲倦、顯老，有細紋瑕疵或不均勻的斑點（特別是在臉上），看起來失去正常的質地，顯得鬆垮下垂。通常你可以從一個人的皮膚暗沉情況，發現是否有抽菸。

臉部皮膚的顏色，是一種很好的指標，可以用來觀察是否有疲勞、營養不良、肝臟疾病、貧血和慢性疾病。紅潤的膚色表示血液在消化道中循環良好。這是一種複雜的表現，包括新鮮空氣、經常運動、消化良好、休息充分。鼻子發紅表示胃或肝臟發炎。臉色非常蒼白，表示血液循環不良。臉色發黃或略帶綠色，表示貧血或肝功能不良。

人體內部失衡，也會表現在身體異味。強烈的難聞氣味，表示腸道有發酵和腐敗情形。疾病和不適具有獨特的氣味，當你走進醫院就會聞到。隨著病人排除毒素，會透過皮膚產生「比較乾淨的」氣味。

你的皮膚如何？

- 你的皮膚顏色是否暗淡、蒼白、發灰色或淡黃色？
- 你的皮膚看起來鬆垮下垂嗎？
- 你的皮膚會發出強烈難聞的氣味嗎？
- 你的膚色異常蒼白或面有蠟色嗎？
- 你的臉色不均勻或有斑點嗎？
- 你的臉色不好，皮膚很多皺紋又下垂嗎？

舌頭

舌頭是一種準確的診斷工具，但傳統西醫一般不會用舌頭來評估器官功能。舌頭診斷在印度和中國的傳統醫療體系，以及順勢療法醫師，都有廣泛而有效地運用。

舌頭應為健康的粉紅色，外面稍微包裹一層半透明的乳白色。如果舌頭有些腫脹，上面還看得見齒痕；或舌頭皺縮、變平；或發黃、灰白色、舌苔厚重、完全光滑無舌苔等等，都表示肝臟或消化器官功能不正常。

舌頭的狀況就是代表腸道的狀況。想要檢查舌頭，請在下午5點前吃完當天最後一餐，而且要確保這餐沒有吃到一點肉。第二天早上一起床，在吃早飯、喝水、刷牙之前，請先到鏡子前觀察舌頭。此時看見舌頭布滿舌苔，表示消化不良；舌苔愈厚，愈需要排毒療法。

你的舌頭外觀如何？

- 是否有腫大？
- 是否出現皺縮或變平？
- 是否為黃色、灰白色或舌苔厚重？
- 舌頭有光澤嗎？

眼睛

眼睛稱為「靈魂的窗戶」確實當之無愧，因為從眼睛可以看見你的健康狀況。一個健康快樂的人，眼睛看起來明亮有光澤，眼珠黑白分明。眼睛周圍沒有其他顏色，也沒有腫脹。黑眼圈、眼袋、腫脹，代表腎臟或肝臟功能受到干擾。但由於西醫不接受黑眼圈和肝腎功能不良有關，因此不宜將黑眼圈當作是器官功能障礙程度嚴重的唯一診斷依據。

你眼睛的外觀如何？

- 眼睛周圍是否有黑眼圈？
- 眼皮腫大嗎？
- 眼皮發炎嗎？

- 眼睛是否有眼袋？
- 眼睛是否充滿血絲？
- 眼白是否發黃？

消化

我們會感到身體不適，是因為身體不得不吸收腸道發酵症候群和病原菌的有毒化學物質，以及蛋白質在腸道中腐敗、發酵所產生的阿摩尼亞（胺類衍生物）。頭痛、眼睛疲勞、精力不足、失去飢渴感、便秘、脹氣、精神遲鈍等，這些都是消化道中有毒素存在的典型症狀。此外，打嗝、脹氣、放屁、腹痛和進食後胃灼熱等症狀，代表有某種類型的腸炎或感染。吃飯應是一件沒有負擔的事，不應出現這些症狀。吃完飯後，你應感到精力充沛，覺得很滿足，很幸福。

你的消化情形如何？

- 你經常有胃灼熱或消化不良的情形嗎？
- 吃完飯後會不會腹脹？
- 你放屁太多嗎？
- 進食後是否會出現腹部不適的情形？

- 某些食物會讓你胃不舒服嗎？

排便

糞便的品質告訴你，所吃食物的消化情形。如果飲食中有足夠的纖維，糞便呈柔軟條狀，而且每天一或兩次排便順暢。未成條狀的糞便，表示腸道受刺激。如果糞便油膩，還會漂浮，通常代表脂肪的分解不完全，亦即胰臟或膽囊功能不良。糞便惡臭，代表腸道腐敗、發酵。排便應是一種排除食物殘渣的健康行為，而不是用來排除環境和自體生產毒素的路徑。

你的排便情形如何？

- 你每天排便次數少於一次嗎？
- 糞便是否鬆散不成條狀？
- 糞便中是否含有未消化的食物？
- 排便時肚子是否不舒服？要用力嗎？
- 糞便是否會漂浮在水上？
- 排便時是否有強烈難聞的氣味？
- 肛門是否疼痛或出血？

- 糞便有黏液嗎？

尿液

你每天應產生500到2500毫升（約0.5到2.5公升）尿液。每次喝完東西，你應該要清空膀胱。尿液顏色應該很淡，幾乎沒有氣味。一些營養補充劑如維生素C或核黃素（維生素B_2）會使尿液變成亮黃色。脫水和毒性症候群會使得尿液呈深黃色，外觀呈泡沫狀或油狀。

你的尿液看起來怎樣？

- 尿液有惡臭嗎？
- 顏色是深黃嗎？
- 有泡沫嗎？
- 小便頻繁嗎？

關節

活動輕鬆自如的靈活性，取決於健康的關節。關節有特殊的營養需求，而消化道與關節之間具有明確的關係。如果腸道中的物質漏出來進入血液循環，就會引起關節炎。許多有食物過敏的病人報告說，如果吃到刺激腸道的飲食，關節炎會變得更嚴重。

血液中的毒素會傷害細緻的關節，導致所有肌肉骨骼系統或局部關節疼痛。如果早上起床發現關節輕微腫脹或疼痛，可能就是由毒素引起的退化性關節炎，或表示關節發炎的症狀惡化，這可能是一種毒性壓力的警訊。

你的關節怎樣？

- 早上醒來，你的關節會痛嗎？
- 輕微勞動後，關節會出現疼痛嗎？
- 吃一些食物後，關節會出現疼痛嗎？

腹肌狀態

腹部應有良好的肌肉張力，沒有突起或腫脹。慢性脹氣會改變腹部自然的肌肉張力。隨著腸道的健康衰弱，消化器官可能會移位（脫垂）。這種腸道結構的位置轉變，代表功能不正常。腸道中的毒性也可能導致背部和骨盆肌肉的刺激，因衰弱而造成姿勢不良。

你的姿勢如何？

- 腹部是否突出？

- 腹部表面是否顯得不均勻，有不規則的膨脹？
- 如果你的腹部突出，是否也有下背部疼痛？

指甲

手指和腳趾的指甲，不應有任何變色或質地的變化。如果指甲的正常外觀有任何變化，都可能是下列任一情形：礦物質缺乏症、營養不均、肝功能不正常。

你的指甲怎樣？

- 是否隆起？
- 是否裂開？
- 是否有斑點？
- 是否容易破損？

關於以上所有列出的問題，你的答案對於個人身體、情緒和心理健康，都是很有用的工具，可作為衡量毒性的標準，評估方法快速、簡單，了解在毒性暴露下你所付出的代價。但你能夠感受到或發現毒素的影響之際，都是在長久的損害以後。毒素對身體的攻擊位於最基本的層面，會改變細胞功能，汙染細胞周圍的液體。因此在下一章中，我們要解釋細胞的功能，細胞如何進行這些功能，以及由於細胞在血液和淋巴液之「海」中「游泳」，因此必需保持乾淨，細胞才能夠自由流動。

第 3 章

細胞、血液和淋巴液

- 細胞：生命的基本單位
- 血液：生命之水
- 淋巴液：身體另一種重要液體

當我們在探討身體健康時，一般會將焦點放在身體內外部器官和系統功能。人體各部位、器官和功能的基本單位都是細胞，這些細胞周圍的空間是液體的環境。了解你的身體如何運作，生病的原因是什麼，認識細胞的結構和活動，可以讓你保持健康。細胞是生命的基本單位；血液為細胞帶來營養，淋巴液則帶走廢物。本書排毒計畫由三元性所組成，就是設計成要滿足人體基本組成的需求。

細胞：生命的基本單位

人體的每一個細胞都具有細胞核、粒線體和細胞膜（見圖3—1）。細胞具有這三個關鍵構造，形成代謝的基本活動，使我們維持生命。細胞核的DNA是人體的生化記憶和控制中心。粒線體會產生特殊分子，產生能量。細胞膜是細胞彼此溝通的介質。

細胞核

細胞核是細胞內部唯一具有「記憶」的構造，會利用這個「知識」在DNA中進行化學編碼，以指揮細胞中的所有活動。DNA含有一整座圖書館的訊息，統籌管理身體每個功能的指令。細胞核懂得許多生物化學的語言，可為細胞和身體所有部位進行翻譯，並透過血液循環輸送和接收細胞訊息。

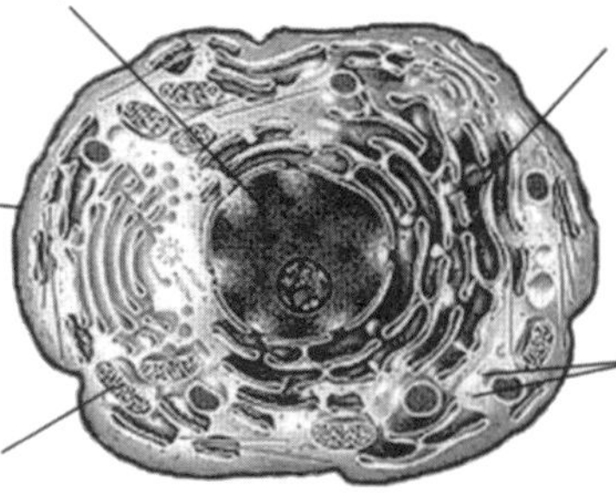

圖 3-1 細胞圖示。細胞的三個關鍵構造是：細胞核、粒線體和細胞膜。

這些訊息告訴細胞製造各種不同調節活性的蛋白質。

毒素如何破壞DNA 暴露在惡名昭彰的毒素下，例如已知為致癌劑的工業化學製品，會破壞DNA而擾亂細胞核的活動。毒素對DNA所造成的傷害有兩種。有些毒素能夠改變並造成DNA表現混亂，例如有些農業產品具有類似於雌激素的分子，就會產生這種作用。再者，人體在分解毒素時，會產生自由基，奪取DNA的電子，造成化學密碼的改變（見圖3—2）。抽抽菸煙霧中含有苯芘，這是一種致癌物，會產生危害人體的自由基，攻擊肝臟DNA、動脈和中樞神經系統。一旦DNA的編碼記憶發生混亂，便無藥可救。DNA暴露於化學物質、輻射和其他毒素之後，雖然排毒療法無法修復，卻有助強化人體原有的修復機制，提供保護，防止進一步傷害。

粒線體

粒線體是細胞的發電廠，將氧氣和葡萄糖（蔗糖）轉換為能

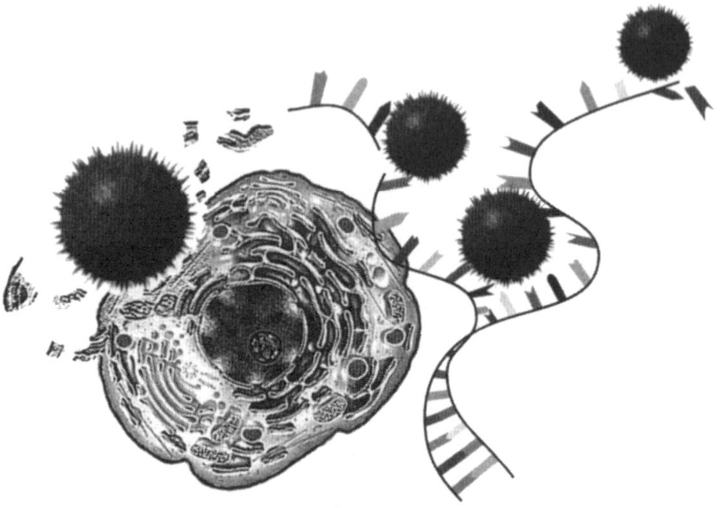

圖 3-2 自由基會損害細胞結構，破壞 DNA。

量，提供肌肉和器官作為燃料使用。粒線體總是不停在工作，利用氧和葡萄糖製造ＡＴＰ（三磷酸腺苷），驅動細胞內部的所有化學反應。如果ＡＴＰ的生產停止，所有細胞活動也會被迫停止。我們對氧氣的需求，這便是因為粒線體無盡需求的表現。如果粒線體的供應氧氣中斷，會危及生命。人體缺乏氧氣供應時，大腦神經細胞3分鐘就會開始死亡，因為這些特殊的細胞需要高能量才能存活，接著其他重要組織中的細胞也會很快跟著死亡。

不過，氧氣也可能造成危險。隨著粒線體的運作，在細胞內部產生能量，氧氣會產生自由基，損害重要的細胞部份，破壞生產ＡＴＰ的微妙過程。人體需要穩定的抗氧化營養供應，以保護細胞免受自由基的攻擊。

毒素如何損害粒線體　當毒素的作用進入粒線體時，也會產生自由基。粒線體與細胞的其他部分不同，粒線體缺乏排毒酶，無法分解有毒化學物質和重金屬。排毒療法可促進肝臟分解作用，有助預防這些會造成危害的自由基，在自由基入侵粒線體之前即被排除。

在運動過程中，粒線體會產生有機酸（代謝副產物，又稱為代謝酸）。原本血液應帶走這些廢棄物，送入肝臟和腎臟分解和排除，否則這些酸就會變成破壞性的毒素。如果不能將細胞中粒線體的有毒廢棄物排除，人們往往會生病。

阿諾博士（Dr. D. I. Arnold）在英國牛津大學的研究顯示，慢性疲勞症候群和纖維肌痛的肌痛症（ME）的病患即使僅稍作輕度運動，他們的細胞亦無法排除有機酸廢物。我們在第8章中的計畫綱要，將幫助你提高身體處理這些酸性廢物的能力。

細胞膜

細胞膜是一層圈圍著細胞的脂質薄膜，幾乎與細胞本身一樣重要。細胞膜就像是一種通訊中心，包含數以百萬計的微型天線、感受器和通道，控制進入細胞的物質。細胞膜也像一種收聽和接收裝置，會顯示人體免疫系統的「地址」密碼。這些密碼是化學標誌物，可幫助免疫系統分辨自身的細胞和外來入侵者，如病毒和細菌。

腦肽、激素和腦內啡等神經傳遞物，會生成獨特的「訊息」，並與細胞膜的特殊接受器結合。神經、內分泌、系統必須不斷相互溝通。

如果細胞膜形成不良，細胞之間的通訊網路就會中斷，細胞無法互相溝通，也無法接收並傳遞訊息，等於是與身體其餘部分失去連結。由於這樣會使細胞一致性的知識發生問題，造成細胞無法再於與其他細胞連接。

毒素如何使細胞膜變形　當細胞本身失去排毒的能力，有毒化合物就會連結在細胞膜接受器上，產生所謂的「毒性噪音」（toxic noise），就像靜電會對無線電波產生干擾，「毒性噪音」也會干擾細胞間的交流，損害大腦正常運作功能，並擾亂免疫、神經、內分泌系統之間的溝通。特別是重金屬和脂溶性殺蟲劑等毒素，容易進入細胞膜脂質和蛋白質結構中。

汞等重金屬會與細胞膜上鑲嵌的硫氫基蛋白質結合，改變結合密碼。一些稱為自然殺手（ＮＫ）的白血球細胞，是免疫系統的特種部隊。如果人體細胞膜顯示的是不正確的地址密碼，ＮＫ細胞就會視之為外來入侵者，他們的工作就是摧毀這些不正常的細胞，結果會導致免疫系統攻擊自己的細胞，稱為自體免疫疾病。已知汞等毒素容易誘發動物腎臟的自體免疫疾病。我們相信汞也會在人體內引發自體免疫疾病。

為了使細胞表現能夠表達正確密碼，細胞膜必須柔軟不僵硬。柔軟有彈性的細胞膜，具有較佳的恢復力和適應性，有助細胞間的溝通和運輸。用於建造細胞膜的脂肪種類，會決定膜的強韌度，攝取錯誤的脂肪，例如飲食中多含高油炸食品、酸敗油脂和人工奶油等，會造成細胞膜較為脆弱。必需脂肪酸多在深海海鮮中，以及亞麻仁、琉璃苣、葵花子、芝麻和核桃等食用油中，還有月見草油營養補充品，都是提供細胞膜維持彈性、光滑所需的營養素。健康的細胞膜可為免疫系統提供更好、更清楚的地址密碼組合。許多施行排毒醫學的醫師，強調有毒素暴露情形的病人必須多補充亞麻仁油和琉璃苣油，因為裡面含有兩種必需脂肪酸，可修復細胞膜的損害。

必需脂肪酸的益處

居住在北極圈的因紐特人，他們的飲食文化會攝取大量必需脂肪酸，但這些人的自體免疫疾病發病率非常低。缺乏必需脂肪酸，會造成人們容易罹患各種免疫系統疾病和發炎。特別值得注意的是，必需脂肪酸主要會用來治療免疫系統疾病，例如氣喘、關節炎和癌症。這些疾病都與細胞膜相關，會出現發炎、細胞辨識不良、細胞膜損害等情形，特別是農藥和重金屬中毒。

澳洲研究人員發覺了一種模式，血液中紅血球形狀異常的病人，往往具有慢性疲勞和化學物質暴露問題。研究結果顯示，化學物質會干擾紅血球的細胞膜結構，變得失去彈性，難以在狹小的微血管空間中流動，傳遞氧氣；也就是說，人體某些部位的細胞組織會缺氧。汙染我們環境的常見化學物質，對細胞膜的脂質具有高親和力，因此這些毒素容易進入細胞膜，改變細胞膜結構。飲食攝取不良的脂肪酸，會導致細胞膜較容易受到毒素的破壞。

必需脂肪酸權威巴德維博士（Dr. Johanna Budwig），經由實驗特別指出，抽菸會吸入苯芘，這是一種具有致癌效應的物質，而實驗中攝取適當脂肪酸的動物較不易罹患癌症，尤其是亞麻仁油。巴德維博士指出，亞麻仁油中富含電子的營養物質，能夠抵消有害影響。

注意力缺失症（ＡＤＤ）也可能與細胞膜受破壞有關。因為受破壞的細胞膜極易受到「毒性噪音」混亂的影響，接受錯誤的生物化學訊號，然後送出不正確的訊息。我們相信這是一個解釋ＡＤＤ病人很好的模型。這些兒童的腦細胞膜受到破壞，可能是由於飲食中含有過量錯誤類型的脂肪，加上環境毒素所導致，例如鉛一直與學習障礙有關。缺乏必需脂肪酸的飲食會導致神經受損，並且有強力證據顯示脂肪對大腦化學傳遞物具有重要效應，會影響情緒和行為。

另外還發現ＡＤＤ兒童缺乏ＤＨＡ（二十二碳六烯酸，一種脂肪酸，為大腦細胞膜的重要關鍵）。ＤＨＡ可用作利他能藥物的安全替代品，因此研究治療ＡＤＤ的重點即聚焦於大腦細胞膜的營養。想要完整了解脂肪和大腦健康的關係，見舒密特（Michael Schmidt）的著作《聰明脂肪》（Smart Fats, Berkeley, CA: Frog Ltd., 1977）。

必需脂肪酸組成健康的細胞膜，有益人體的免疫和排毒活動。為對抗毒素，建議劑量是每日服用兩湯匙（30 cc）亞麻仁油，以製造健康的細胞膜，獲得最大程度的保護。關於必需脂肪酸在醫學治療方面的使用，伍朵博士（Dr. Udo Erasmus）的著作《完整指南：健康營養的脂肪和油脂》（The Complete Guide to Fats and Oils in Health and Nutrition, Vancouver:Alive Books, 1986）有整體性的說明。

細胞間質：細胞的「院子」

從前，人們認為細胞周圍的物質「細胞間質」，除了把細胞連結在一起，僅是一種沒有什麼作用的生物「膠水」。現在人們則了解，細胞間質會影響細胞生長、運動、複製和形狀，也具有生化功能。在奧地利維也納大學擔任教授的阿弗雷德・皮辛格博士（Dr. Alfred Pischinger），教授組織學（細胞型態和健康細胞環境的研究）與胚胎學，他發現了細胞間質的重要性。1991年他寫道，細胞外的基質是細胞的支持系統，也是所有細胞鑲嵌在其中的基礎物質。

細胞間質的組成，是由膠原蛋白和蛋白質兩種分子所形成的蛋白多醣，變成充滿水的凝膠狀「基質」，裡面嵌入結締組織纖維。對健康來說，細胞周圍的空間（即「院子」）和狀況，就像細胞內部和細胞膜一樣重要。

毒素如何破壞細胞間質　細胞間質容易受到毒素和疾病的損害。這種凝膠基質的結構會控制血液循環到達細胞的情形。當組織生病，間質會變得濃稠、失去流動性，阻礙營養物質往細胞的流動，以及細胞廢棄物的運出。由於循環不良造成毒素的累積，首先就是在細胞間質。改變凝膠基質的疾病，會干擾血液循環，為細菌和其他微生物提供溫床。引起疾病的毒素，通常是出現在細胞周圍空間，而非細胞內部。如果這個院子環境的狀況變得很差，會嚴重阻礙正常的氧氣、營養交換，以及廢棄物清除，造成細胞功能不良，導致細胞最終死亡。

當疾病發生，基本上會使細胞間質變濃稠，失去流動性。不幸的是，現行並沒有西醫療法或藥物療程可用來重建健康的細胞間質。但有許多整體療法都能產生反應，如針灸和按摩。由於細胞間質對任何類型的改變都很敏感，甚至針灸的細針都可產生深遠的影響。這些療法可使細胞恢復成為正常的半液體狀態，增加細胞間的循環性，使有毒物質可送往肝臟和腎臟，進行分解和排除。許多替代醫學從業者都意識到，他們的努力基本在於創造健康的細胞間質。在第8章中，我們將介紹幾種技術，例如水療、運動，以刺激血液循環，使細胞間質正常化。

對圍繞在細胞周圍的結締組織來說，維生素C很重要。維生素C缺乏會導致細胞間質變得衰退。因此補充維生素C在我們的排毒計畫中很重要，這是其中一個原因。維生素C是膠原蛋白的穩定劑，政府衛生保健並沒有正確評估維生素C對我們身體健康的影響。萊納斯・鮑林博士（Dr. Linus Pauling）建議，維生素C有益細胞間質，可防止癌細胞轉移，因此維生素C是癌症治療有效的一環。

血液：生命之水 Aqua Vita

血液將人體內的每個器官連接起來。血液含有水、礦物質、蛋白質和許多白血球、紅血球。隨著每一次心跳，生命之水就會流動通過所有組織，輸送氧氣和重要營養素到每個細胞，並帶走代謝廢棄物。血液也會將身體某部分的通訊分子送到另一個部份，清潔肝臟等排毒位置，並輸送特定抗毒素細胞，如免疫系統細胞。你的身體健康，取決於血液的這些關鍵功能。

血液對毒素非常敏感，這是身體第一個會受到毒素影響的身體基本構造。一旦中毒，血液會將毒素運送到全身的細胞。血液除了運送健康和治療的重要物質，還有導致疾病和衰退的元素。

排毒療法主要目的是清潔血液，EcoTox 計畫便是建立在這個簡單的想法上。我們發現，改變和優化飲食，以及刺激血液循環，會促進免疫系統過濾血液。正如自然醫學醫師哈洛・迪克博士（Dr. Harold Dick）所說：「我們的主要工作是重新改造血液，除非成功，否則一切都是白費力氣。」我們相信這種獨一無二的概念，西醫通常並不贊同，但總有一天各科醫療保健從業人員都會認同，同意這是治療的基礎。

淋巴：另一種重要液體

血液運送營養物質並撿起細胞廢棄物後，會沿著兩條路線行進。一條路線是藉由動脈循環系統。另一條路線是沿著淋巴系統的小管。淋巴管是一種如頭髮纖細的微管網路，實際上存在於所有組織中。血液會先分離液體與血球、蛋白質，形成稱為淋巴液的清澈液體，然後才進入這個網路。淋巴系統的微管含有約15公升的淋巴液，是人體血液的三倍量。

在腹股溝、腋下、脖子，以及整個腸子周圍，微管會變成稱為淋巴結的過濾區。人體的淋巴結約有６００多個，作為過濾器。每個淋巴結都有白血球守衛，檢查淋巴液是否有細菌、病毒和微生物等物質，就好像機場Ｘ光掃描機檢查行李裡面是否藏有武器一樣。等到淋巴結辨識成功，「入侵者」會被標記，最終銷毀。淋巴液最後會在胸腔的胸導管進入血液混合。儘管肝臟中的血液會進行過濾，但淋巴結則是在第一線進行過濾，篩出細菌、病毒和微生物碎片，以防止肝臟阻塞、運作過度。

淋巴系統大多位於腸道部份，腸壁組織中有許多淋巴小結，稱為培氏斑（Peyer's patches）。人體的免疫系統至少有60％隱藏在這些淋巴結中，構造組成所謂的腸相關淋巴樣組織（ＧＡＬＴ）。看來，人體大部分的免疫力篩選系統位於此處，是為了方便篩選所有隨著食物攝取而來的有害物質，以免趁機進入血液。我們每天的免疫功能，主要是由複雜的飲食、腸道細菌和ＧＡＬＴ之間的相互作用所組成。如果腸道有發炎，就會影響ＧＡＬＴ。

ＧＡＬＴ也是腸道與身體其他部位連接的通訊網路，特別是大腦。來自ＧＡＬＴ的高活性信使分子，會將我們的飲食以及對飲食的反應，向大腦送交「報告」。這種腸道與大腦之間的聯繫，顯示排毒療法在神經、心理和情緒健康問題的重要性。同時父母從孩子餓了會胡鬧的經驗中，也長期觀察到食物和情緒之間直接的因果關係。

在排毒治療期間，必須要增加淋巴結的循環。因此排毒計畫中所有的運動都旨在改善淋巴循環。

由於淋巴液向上流動，反抗重力（唯一的例外是來自頭頸部的淋巴液），淋巴的流動是藉由波浪般的肌肉收縮來完成，這是由身體的有氧活動，推動淋巴管中的液體。

每天在彈跳床上跳5到15分鐘，或是跳繩，都是刺激淋巴循環的良好活動。有一種乾刷皮膚的簡單做法，請見第8章描述，這個簡單的技巧可刺激淋巴液的流動，另外倒立也有助淋巴引流。我們還可以用其他方法來幫助身體的療癒，例如躺在重力導引板（倒立儀器）上，或藉由瑜伽運動進行一些倒立反轉的姿勢。還有坐下來抬腿，使腿比骨盆高，這個簡單的動作可促進腿部淋巴液流到腹股溝的淋巴結中。每天花幾分鐘將兩邊手臂舉過頭部，有助淋巴液流到上臂的淋巴結。水療和按摩也可增加淋巴循環。

細胞、血液和淋巴，三者共同構成人體內部微環境的「土壤」。土壤的狀況會決定我們的健康狀況。當「土壤」充滿養分，沒有毒素，器官運作良好，系統強健。如果細胞出現不平衡的現象，就會引發慢性病。毒素首先會汙染我們的細胞，破壞身體的生態平衡。由於我們日常生活中充滿了毒素，代表沒有人可完全脫離毒素的影響。但許多產生毒性症候群的「刺激因素」，會損害細胞、血液和淋巴液（並阻礙活性），都是與我們的生活方式和飲食習慣有關，但這些都是可控制的因素。

現在，你更了解什麼人體系統的「刺激因素」是什麼，你可選擇去保護自己的身體。排毒療法是自然保護的最終形式，也就是恢復細胞「土壤」的方法。為了自己也為了健康，你必須有所選擇。

第 4 章

排毒六步驟

- 排毒六步驟
- 第一步驟：消除健康障礙
- 第二步驟：改善循環
- 第三步驟：加強排毒
- 第四步驟：修復胃腸系統
- 第五步驟：促進肝臟作用
- 第六步驟：轉換壓力

在前一章中，你學會自己身體的細胞環境。在本章中，你將認識到排毒療法的組成步驟，這些步驟所根據的原理，以及這些原理如何影響細胞的環境。排毒醫學是一種多系統著手，藉由刺激身體所有的細胞發揮最佳功能，以促進身體健康的概念，看似簡單卻對全身都有正面、深遠的影響，這種治療並非聚焦於身體某部分或單一健康問題所能成功。

作為一項全面性的保健策略，如第8章所述的排毒計畫，是採用各種將毒素排出體外、過濾血液、修復腸道、改善消化道的技術。這種醫學類型是一種以「首先不作傷害」的原理表現，亦是希波克拉底誓言的宗旨。這是一種非入侵式、安全的療法，並且對大多數人的各種健康問題都非常有效，乃奠基於對身體內在能力的認識，能夠自我療癒並恢復健康。

排毒六步驟

排毒過程包含六個步驟，向人們傳達的是一種不受時間考驗的自我療癒方法，六步驟相結合，強化身體的每個組織，提高每個系統的功能。我們的計畫將這些步驟融合為一個簡單的計畫，利用飲食和營養補充劑、水療（冷熱水刺激循環）和運動（見第8章）。這六個步驟如下：

1. 消除健康障礙。
2. 改善循環。
3. 加強排毒。
4. 修復胃腸系統。
5. 促進肝臟作用。
6. 轉換壓力。

這裡所列出的六個步驟，順序是根據排毒過程中的重要性。也就是說，第一步驟「消除健康障礙」是計畫中的首要優先事項。讓我們來仔細了解這六個步驟。

第一步驟：消除健康障礙

為了消除健康和療癒的障礙，首先必須能夠辨識這些障礙。我們的前提在於，今天大多數人的主要障礙都是體內的毒素。未經處理的過量毒素，會引起正常代謝功能紊亂，破壞自然的保護和修復機制，妨礙健康。毒性的暴露是你必須解決的第一個障礙，而EcoTox計畫人員的飲食規劃，便是針對此目的所設計的。

一開始頭兩日只能進食液體或流質飲食，接下來五天的飲食都要遵循詳細的規劃，以便讓消化系統休息。特殊的營養補充劑，提供所有必需的營養物質，有助排毒。在這些條件下，身體可解除組織中累積的毒素，將所有能量運用於自我療癒。

研究顯示，如果徹底斷食數日，只能喝水或澄清液體，事實上反而會阻礙排毒過程，不但無益反而可能有害。長時間斷食會減低穀胱甘肽（glutathione）濃度，這是一種保護身體、抵抗毒素至關重要的酶。此外，隨著時間推移，這種只能喝液體的斷食方式會減低身體所有的抗氧化物，提高生物體重要器官受到氧化作用為害的風險，使得老化速率增加。

這種斷食方式所提供的蛋白質很低或甚至沒有質，但許多肝臟的排毒過程都要依賴蛋白質。高蛋白飲食能夠增加異生素（xenobiotics，指外來化學物質）的分解，這就是為什麼 EcoTox 飲食計畫中包含米蛋白濃縮物的原因。

【病患案例】

羅貝塔是一位充滿活力的商務專家，她決定要和朋友一起來完成排毒計畫。羅貝塔現年45歲，身體還保持肌肉，不過因為飲食過量，體重大約過重7公斤，可見有運動不足的情形。經過安排，她要進行一場為期7天的嚴格計畫，包括間歇性斷食，輔以特殊的飲食，以及個人瑜伽訓練、針灸、按摩和生活方式諮詢輔導。她發現排毒執行並不容易。早上很痛苦，必須很早起，然後做瑜伽大量消耗氧氣，飲食還要控制，我們的療養中心設備簡樸，條件對她來說過得很辛苦，真是人生一大挑戰，但她下定決心要完成計畫。一週結束後，她的體重減輕了，比開始排毒時更有活力，同時身體的能力也獲得改善。雖然她原本就沒有生病，但是經過這7天，她提昇了排毒能力，變得煥然一新。

朱莉亞是另一位受益於排毒的人。她在72歲的時候關節炎發作，非常痛苦，於是醫師開給她一些作用很強的藥物。由於年齡加上藥物作用太強，造成免疫系統受到壓迫。我們診所有些同事非常擔心她。我們安排她進行飲食和營養補充計畫（以她的情況來說，運動太困難了）。於是她遵循這個方法，執行一個月後，得到顯著的進步，整個人的氣色都好多了，看起來也變得更快樂。最重要的是，她能夠停止服用處方止痛藥，因為經過排毒，她的關節炎症狀幾乎完全消失。雖然你可能不像她一樣必須整個月排毒，僅需執行一週你便會感覺好多了。

消除障礙不是只需要斷食幾天，還包括要學習辨識在你生活中可能會增加身體中毒負擔的事物。也許工作會讓你接觸到重金屬或農藥。你可能對經常吃的食物過敏。也許你家裡有什麼情況讓你覺得緊張焦慮。一開始，排毒會對你的生活各個面向進行全面性的評估。你很可能會發現，經過合格的健康專業人員諮詢輔導很有幫助，這些人都是排毒醫學從業者，對於分析和指導駕輕就熟。

第二步驟：改善循環

感染、發炎、創傷、疾病等，經過促進血液循環和淋巴液循環之後，都會得到正面的改善。這些血液和淋巴液的運動，會帶來營養素和氧氣，並為人體受損組織帶來抵抗病菌的細胞，並帶走代謝廢棄物、感染的副產品和其他毒素。當血液和淋巴液進行循環，同時也是正在連續不斷的清潔過濾。循環不良和遲滯（體液因缺乏運動而停滯不前）是慢性和急性疾病的特徵。

交感神經系統的慢性疾病，往往是造成循環不順暢的主要原因之一。交感神經系統與心跳速率、呼吸和消化的調整有關。當交感神經系統很健康，我們也會感受到身心的健康。這部分的神經系統還負責擔任我們對突發壓力事件的反應，俗稱「打或跑」反應。

由於壓力、傷害或受驚會過度刺激交感神經系統，是造成循環不良的常見原因，導致身體變得不健康。交感神經亢奮過度，會使心跳速率加快，消化作用變慢，呼吸急促，並加速新陳代謝，導致慢性的恐慌感和焦慮感。交感神經系統失調，除非已經表現出反射性交感神經失養症等嚴重疾病，一般在西醫並不認為是一種疾病。症狀的出現經常是在嚴重受創後，症狀的表現也很廣泛，包括受傷肢體末端的壓痛、燒灼痛、腫脹、皮膚變化（如皮膚變薄、有光澤、變冷）、骨骼失去礦物質、排汗增加，以及肌腱和軟組織結構的收縮不可逆情形。另一個交感神經亢奮過度的常見情況是雷諾氏病，這是一種血管對某些刺激過度反應而緊縮的現象，會造成四肢末梢血液循環不良。

由於一般西醫並不認為交感神經系統過度亢奮是一種疾病，除了震驚休克和劇烈壓力的情況下，很少會有可用的醫療措施。許多有這種問題的病人被誤診為心悸、焦慮症或腸躁症候群。然而，水療、針灸、推拿、神經療法，對於交感神經系統問題都具有顯著和有效的作用，幫助恢復正常活動。由於水療對於促進循環特別有效，一起來深入認識。

水療

促進血液和淋巴液的流動和過濾，是抵抗瘀血（由於缺乏運動，導致體液流動停滯），促進排毒，啟動免疫系統的關鍵。水療是世界上促進人體循環最古老的方法之一，在施行時需要交替使用冷熱水，使得皮膚表面血管收縮又舒張，血液間歇進出，也促進器官組織的循環。這種應用療法可進行全身治療或特定部位濕敷。方法簡單，容易在家裡做，能夠有效促進血液進入感染、充血、腫脹、發炎和刺激的部位。當血液流入和流出這些部位時，會一併帶來營養物質，並帶走細胞廢棄物等有毒物質。

美國的自然療法醫師最初開始執業是在廿世紀交替之際，他們特別到歐洲的健康水療中心接受訓練，學會運用特殊飲食以及獨到的冷熱水交替應用於身體不同部分，以治療癌症、肺結核、慢性感染

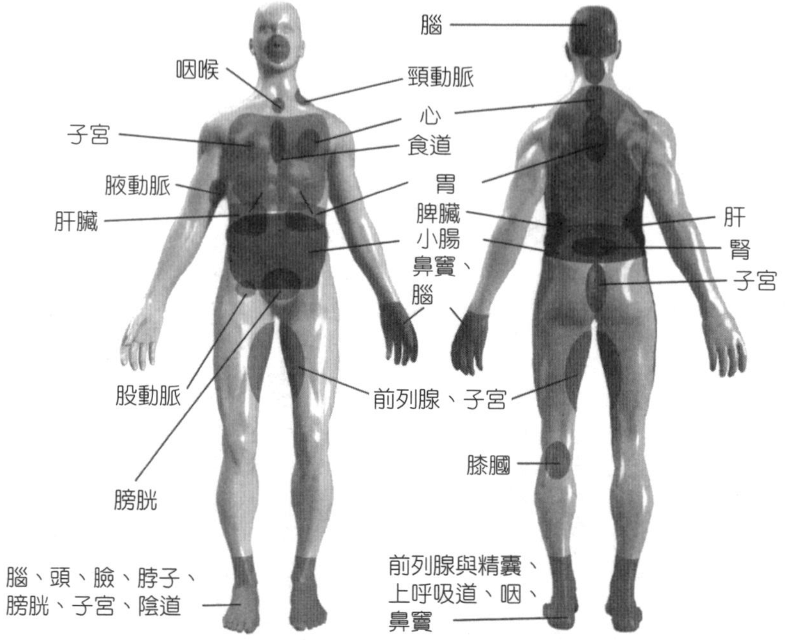

圖 4-1 皮膚的反射點。

和許多其他的嚴重疾病。水療會刺激血液循環，增加白血球數量、白血球移動速度、提高免疫系統白血球殺死細菌的成功率，因此可加強免疫系統的活力。然而如此簡單的治療方式，而且療效與目前所使用的藥物治療效果可謂不相上下，如今卻不再受人青睞。儘管這樣的治療效果往往受到主流西醫的忽略，其力量卻不應小覷。在我們的診所中，已有許多病情嚴重的病患因水療而康復。

在第8章中，我們將討論如何使用三種不同的冷熱水療法來改善循環，包括：淋浴法、泡澡和濕布法、冷熱水交替包裹法。此外，做完三溫暖再沖冷水，也會促進排汗，亦可作為第四種水療方式，但與前三者略有不同。

水療是刺激皮膚表面的反射點。反射點是身體外部與內部特定器官相對應的特定位置（見圖4－1）。刺激反射點，可改善血液流入和流出相應的器官。例如腳底有子宮的反射點。數千年來，中國針灸早已傳授腳底反射點與前列腺、膀胱、子宮、卵巢等的關係。有一種用來停止子宮出血的古老「絕招」，是把流血女人的腳放入冰水中浸泡。

對應排毒器官的反射點，如肝、腸，刺激這些反射點，可加強器官的循環，促進血液的過濾和清潔。

第三步驟：加強排毒

等到循環系統開始將組織中的毒素移動，身體必須藉由汗水、尿液和糞便將這些毒素排除。將排泄的路徑打開，藉由皮膚中汗腺的汗水、腎臟和腸來排毒。促進毒素從這些出口排除，有各種方法：灌腸、青草瀉劑、腸道維生素C大腸沖洗、腎臟利尿（治療性排尿增加）、皮膚發汗（排汗療法）。這些技術全部都可加強有毒體液的過濾和排除。

在為期7日的排毒計畫中，進行短暫的斷食，攝取纖維、木炭和維生素C，有助清潔大腸；純淨液體沖洗腎臟；水療、運動和三溫暖，可促進排汗。糞便乾硬的人，推薦使用瀉劑。以下部分進一步說明腸、腎和皮膚的療法。

腸

由於免疫功能與腸道之間的關係密切，清潔腸道是有道理的，可產生強大的疾病緩解作用。另外，由於肝臟清潔血液中大多的毒素，再將殘餘物質形成膽汁（含有溶解脂肪的消化酶），然後在消化過程中排入腸道。膽汁含有人體排除的毒素，與殘渣一併形成糞便。糞便在正常狀況下，相對容易地快速穿過腸道，若非無此，廢棄物就會堆積，並阻塞腸道，這樣會刺激腸道精密的內壁，引發不適，造成廢棄物和其他毒素被重新吸收進入血液中。如果廢棄物與腸壁保持接觸的時間過長，可能會導致慢性發炎等嚴重併發症。

正常的腸道運輸時間範圍（吃下食物再排出廢棄殘渣的時間，以小時計），是在20到48小時之間。但在西方社會，對很多人來說這段時間實際上卻是兩三倍，有些人甚至要到五倍。相較於部份第三世界國家的人民，典型美式飲食人士的腸道蠕動較輕，排遺物也較少，這是因為膳食纖維含量的差異。同時還有一點非常有趣，這些膳食纖維豐富的飲食文化中，癌症幾乎不存在。

正常來說，進食約20分鐘後，身體應產生排便的衝動，這是一種「舊的不去，新的不來」，自然的反射動作。理想情況下，就像嬰兒每餐進食後不久就會排便，如果次數過低，每天不足一次，即成為便秘。牛奶及相關產品是長期便秘的主要原因，因為牛奶的凝集素會引起過敏反應，產生凝集作用（人體分泌過量黏液，黏住了糞便）。（關於飲食中攝取錯誤類型的凝集物，會造成人體什麼影響，完整的討論可參閱彼得・達得莫（Peter D'Adamo）的英文著作《根據體質吃對食物》*Eat Right for Your*

Type）

一些診所和從事排毒治療的專業人員強調，大腸灌洗、灌腸是有必要的（英文是colonic irrig ation，colon hydrotherapy，或enemas）。不過我們的EcoTox計畫並不包括大腸灌洗，因為我們發現，只要徹底執行排毒計畫，便無須灌腸。但這並不代表灌腸沒有作用。根據研究資料，灌腸的確有效，我們有些病人便是灌腸治療法的狂熱粉絲。

對便秘的人（還有發燒、感染、發炎的人），我們推薦使用青草瀉劑的「瀉下（purgation）」療法。在第8章中詳述的青草瀉劑配方來自著名的自然醫學醫師，卡羅醫師（Dr. O. G. Carroll）。他將苦艾（artemisia absinthium）和開普蘆薈（cape aloe）混合置入膠囊，每天服用一次淨化腸子。當一個人開始感冒，或治療出現瓶頸，或任何無法順利排便的時候，卡羅醫師就會開立這種瀉劑處方。這是一種強力瀉劑，所以不可養成每天使用的習慣。

為了促進排便，另一種好方法就是使用高劑量的維生素C，這種方法同時還可以提供抗氧化物，保護免疫系統。由於我們知道，危險的毒素會從膽汁一併排出人體，因此這種方法特別重要。舉例來說，用汞齊銀粉補牙的人，在取出這些銀粉的時候，同時補充高劑量維生素C，有助將進入腸道的毒素連同糞便一起快速排出體外，還可使這些毒素通過腸道時失去活性。我們也發現，在排毒期間服用高劑量維生素C，反轉反應的發生率較低（關於維生素C的其他效益請參見第8章）。受到便秘困擾的人，每日一併服用一定劑量的維生素C可帶來良效。

腎臟

促進毒素往腎臟流動，需要攝取充足的液體。脫水指的是缺乏足夠的飲水量，這是我們許多人的常見症狀。人體的排汗量一天最少500毫升（很少有人察覺），最多甚至可達10公升，因此記得補充液體是很重要的。脫水會導致有害物質累積在血液中，使細胞膜受損，對腎臟、神經和免疫系統都有負面影響。

利尿是一種增加腎臟液體流量的方法。在排毒期間，只需每天喝2公升純淨的過濾水，便有助利尿和排毒。進行排汗療法時，你更要多喝水（如：三溫暖）。另外氣溫過高還有運動前後也要注意補充水分。

排汗治療的好處

根據兩項研究發現，在消防人員受到工業毒素污染的案例中，排汗有助逆轉他們的腦部功能障礙。治療方法包括運動訓練20～30分鐘，進行攝氏60～80度的三溫暖兩個半小時，以及服用維生素C、A、D、E和B群，還有礦物質鈣、鎂、鐵、鋅、錳、銅、鉀、碘，另外還必須補充脂肪酸。執行此計畫三週後，參與者的智力測驗有改善的表現，表示毒素已經被排除，不再有腦功能障礙的問題。

皮膚

皮膚就像人體另一種腎臟。皮膚表面積約有2平方公尺，外皮部份布滿汗腺（包括皮膚表面、汗腺和導管）。汗腺是排除毒素的主要路徑。為了製造汗液，水分勢必要從血液和淋巴液中減少。當我們排汗時，部份毒素會隨著這些液體從皮膚排出體外。人體的血液總供應量有多達30％是位於皮膚的周圍血管中（即皮膚表面附近），當皮膚溫度上升，最多可有高達60％的血液供應量會進入皮膚周圍。進行發汗等大量排汗療法時，一個人每小時甚至可能會失去高達3公升水，對於排除身體的毒素非常有效。

身體在脂肪組織中儲存許多毒素。排汗療法迅速減少脂肪中儲存的毒素，透過脂肪中的接受器，釋放這些毒素，並藉由排泄作用排出。經過三溫暖療法，組織生物化學和神經系統功能會改變，不但活化脂肪的儲存，同時也促進脂肪流失。事實上，排毒可說是減少脂肪和減重最健康的方法。運用專門飲食、營養補充劑和排汗療法三者並進，提供過量的脂溶性毒素一個快速排除路徑，不再儲存於體內。雖然原意並非為了減重，但我們的排毒計畫卻在不經意間發現了臨床醫學的重大機密，協助擺脫難以減除的肥肉。我們大多數病人的體重在幾週內都會減少3～6公斤，而且因為繼續執行維護計畫，重量也不會回彈。

將體溫增加（不超過攝氏40度以免產生危害）可為免疫系統造就更有利的活動環境。在排汗治療過程中，免疫反應增加，因為此時白血球變得比較容易進入皮膚。

第四步驟：修復胃腸系統

人體胃腸系統具有複雜微妙的各種微生物，總數超過人體所有的細胞數量，是一種非常複雜的系統。胃腸道至少有四百種微生物存在，總重超過1公斤。

這些微生物，有些對人體有益，有些則危險，兩者會互相爭奪主導地位。在健康人體系統中，好的細菌數量會超過壞的細菌，並且能夠控制這些不健康細菌的數量。

當壞菌數量超過好菌時，壞菌所產生的危險毒素會透過吸收進入血流，造成一系列急慢性疾病，包括類風濕性關節炎、大腸炎、糖尿病、腦膜炎、重症肌無力、葛瑞夫茲甲狀腺機能亢進症、橋本氏甲狀腺炎和腸癌。腸道好壞菌之間的不平衡，一直都與食物過敏有關；皮膚狀況如濕疹、牛皮癬、痤瘡、蕁麻疹，還有偏頭痛、僵直性脊椎炎、系統性紅斑狼瘡、潰瘍性大腸炎、克隆氏症、中耳炎、鼻竇炎、氣喘、早熟懷孕和生產、胃潰瘍、經前症候群、膀胱炎等，都有相關。

人體許多消化活動都同時在這長度8公尺內的區域進行，包括食物分解，免疫系統檢查食物，對消化不良的發酵毒素進行排毒，過濾食物和腸道細菌，最後排出。物質進出系統的正常循環，取決於腸道細胞膜的完整性，才能將腸道內容物與身體其他部位分開，並維護細菌和生化環境的微妙平衡。許多健康問題的根源都可追溯發現有不良的胃腸系統功能，這個部位的任何情況，都會影響全身。例如，若腸道生態系不平衡，有害細菌和酵母菌可能會不受控制繁殖，傷害腸道表面細胞排列形成的膜，使得未消化食物和其他汙染物滲漏進入血液，改變排毒力，並導致人體產生危險的化學物質。

腸道毒素的來源

腸道中有害微生物過多，可能是由於反複使用抗生素所造成。抗生素療法將有益和致病的微生物一併殺死，擾亂了腸道細菌的自然平衡。補充嗜酸乳酸桿菌和雙叉乳酸桿菌等益生菌，是預防抗生素副作用的有效方法。（想了解如何利用益生菌恢復腸道正常功能，請見第8章。）其他影響胃腸系統中腸道細菌正常平衡的因素，包括類固醇藥物、懷孕、避孕藥或雌激素替代療法（ERT）、胃部胃酸不足、腸道蠕動緩慢、膳食纖維攝取不足、免疫功能低落和糖尿病等。

胃腸系統中有些細菌會產生內毒素，這是一種會進行過氧化作用，破壞人體細胞膜的物質。過氧化作用就好像分子級的森林火災，唯有抗氧化物可撲滅這場大火。逃過人體免疫系統的過氧化脂質，可啟動連鎖反應，導致大規模細胞損壞。高量的內毒素會引發自由基毒性症候群，引起早衰、DNA變化、致癌、細胞膜改變、細胞凋亡，以及紅血球的氧化破壞。有食物和環境過敏的人，可能患有內毒素血症。

細菌經發酵會產生另一種毒素（來自腸道內腐敗脂肪酸的胺類、吲哚類和糞臭素），如果人們有消化不良和腸道蠕動緩慢的情形，可測量尿液中是否含有這些過量毒素。當飲食中含有過量的糖，胃腸系統中的酵母菌使糖發酵，會產生稱為醛的有毒化學物質。

我們所吃的食物也會產生腸道毒素。例如炭烤都含有異環化合物，進入腸道後會受細菌轉換為致癌物質。一些堅果和穀類會長出黴菌，黴菌會產生黃麴毒素等致癌物，黃麴毒素是我們已知最危險致癌物之一。容易敏感的人一吃到含有黃麴毒素的小麥、玉米和乳製品等，免疫系統就會釋放化學物質至血液中，擾亂了健康。慢性頭痛、喉嚨痛和呼吸道感染，都是腸道食物過敏極為常見的症狀。

胃腸系統如果有寄生蟲居住，會產生另一種毒素來源。這些入侵人體的生物，在牠們活躍的生命週期中會不斷刺激腸壁，造成慢性發炎和腸道通透性等問題。

腸道通透性（腸漏症候群）

如果腸道內容物沒有排出，反而留在腸道，或者如果食物過敏引發免疫反應，腸壁細胞變得激躁和發炎，可能會導致細緻的腸道內壁受損，產生微小的裂口和孔洞，毒素便可藉機滲透進入血液循環。如圖4—2所顯示，毒素會穿過這些小孔。細菌毒素、未消化或消化不完全的食物分子以及其他腸道分子等，滲漏進入血液，稱為腸道通透性，又稱為腸漏症，這是肝臟有排毒問題的主要原因。這些排毒問題會加速老化，形成容易生病的體質。腸漏症常見於克隆氏症、食物過敏、乳糜瀉（麩質過敏）、類風濕性關節炎、精神分裂症等病人身上。

正常來說，我們吃的食物通常經過消化、排毒，受到免疫系統的檢查，最後透過腸壁吸收。不過，原本能夠通過腸壁進入血液的分子，只能是小分子的營養物質，稱為選擇性通透。當腸壁細胞膜因局

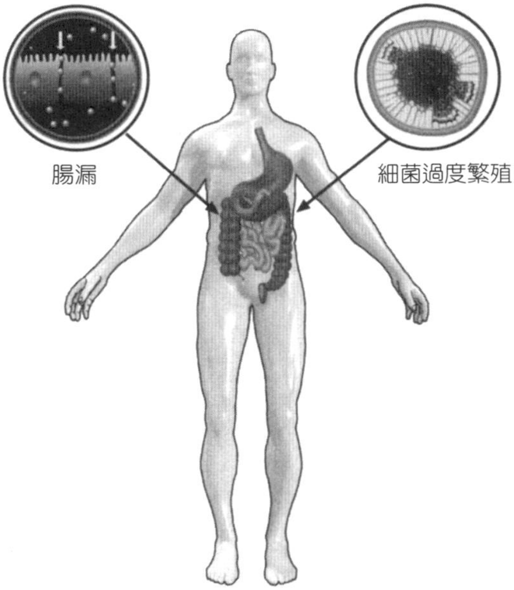

圖 4-2　由於腸道慢性激躁，使腸壁出現小孔，毒素可藉此滲入血液。胃腸道中過度繁殖的有害細菌會產生毒素。這種狀況會增加肝臟排毒作用的負擔。

部發炎而喪失選擇性通透，腸道細胞膜的表面完整性會受到破壞，造成腸壁與身體之間的屏障也受到破壞，原本必須排出的排泄物會汙染血液的無菌環境，對免疫功能以及所有器官都會造成嚴重破壞。毒素從腸道中進入血液，會阻礙肝臟的排毒機制，使我們容易受到環境中其他毒素的進一步損害。

許多因素都會導致腸壁破裂。腸道過度發炎會破壞腸壁細胞膜的過濾功能，引發腸壁破裂。如果發炎情況持續，腸道通透性甚至可達六倍。發炎的常見原因包括食物消化不良，過量飲酒和食物過敏原。

許多人不能正確消化小麥，因此小麥成份就會變成一種過敏原。有小麥或麩質過敏情形的人，腸壁細胞膜的受損，是由於源自小麥過敏的長期發炎，腸道是人體吸收蛋白質與礦物質分子的重要部位，由於受到破壞，導致缺乏必需營養素。對小麥或麩質過敏的人，在遵循我們的飲食之後，由於已排除了導致發炎的食物及所有製品，病人的腸子多半在一週內會開始痊癒。

治療策略

傑夫・白蘭特博士（Jeff Bland, Ph.D）是一位美國營養生化學家兼 Healthcomm Inc.總裁，他告訴我們，想要修復胃腸道系統，並加強其排毒機制，必須執行一個完整的計畫，包括以下所有策略：

1. 將友善的細菌重新植入腸道。
2. 改善消化能力，使食物得到適當的處理，不會在腸道內腐敗。
3. 促進腸道蠕動。
4. 根據實施的治療方式，隨著時間降低腸道通透性。

EcoTox 計畫採用精心策劃的飲食，可排除刺激物質，給予胃腸系統休息，並利用營養支持和水療，實現以上所有目標。

另外，腸道感染也會引發並增加腸道的通透性。例如，我們診所的病患曾經感染沙門氏菌後突然發生食物過敏。這可能是一些病患的腸道嚴重感染後，為何出現慢性健康症狀的原因。藥物也會增加腸道通透性，其中以阿司匹靈和非類固醇抗發炎藥物（NSAIDs）的影響最大。習慣性經常使用抗炎藥物，是腸壁激躁的原因，可能會導致腸壁屏障受到破壞。不幸的是，關節炎病人經常使用這些止痛藥物，但他們卻無法承受腸道通透性變得愈發嚴重。這些人通常都有食物過敏。原本為了關節炎止痛而服用 NSAIDs 止痛藥，卻增加腸道的食物抗原滲漏（因過敏反應使化學物質釋放）進入血液中，反而加重了病情。

隨著年齡的增長，腸道通透性也會跟著增加。幸運的是，隨著年齡的增長，可增加膳食纖維攝取量，以抵消對腸道的傷害。

第五步驟：促進肝臟作用

肝臟是人體主要的調節部位，進行生物轉換的過程。血液會攜帶許多物質進入肝臟，然後肝臟清理、中和、重新組合毒素，最後進入排泄物中排除。食物的營養素經化學作用轉換為能量；維生素A、D和B_{12}以及礦物質鐵則加以「標記」，將營養素儲存或分發；用於製造細胞形成和修復所需的化合物、消化、並製造激素。肝臟產生膽汁和膽固醇，以適當處理膳食中的脂肪。事實上，人體幾乎所有新陳代謝活動和系統功能，都與肝臟有關。因此，如果肝臟不能正常運作，全身都會產生負面效應。

由於我們大多數人的飲食和生活方式，肝臟可能負擔過重，反應遲滯，功能受阻。經常大範圍接觸各種毒素和汙染物、富含飽和脂肪和氫化油（反式脂肪）等不營養的飲食，以及腸道的滲漏，都是肝臟過度操勞的主因。肝臟的康復在排毒過程中是至關重要的一步。飲食、藥草、營養素、運動、水療，都有助提高肝臟的活性，將堆積的毒素與膽汁一起排出。

由於排毒是一種需要營養的作用，必須正確安排斷食和飲食。我們建議服用胺基酸來驅動排毒作用，再加上抗氧化物、其他維生素和藥草，以協助排毒作用過程，預防自由基傷害，並保護肝臟和其他器官，免於好轉反應所造成的的生化負面傷害。藥草也可促進膽汁的產生，使毒素可從肝臟排出。我們在診所使用這種方法已超過十年。至於日後長期健康維護，我們建議在排毒後持續執行一種類似的營養補充品計畫，以保持肝臟每天都在最佳狀態。

此外，特殊的循環促進方法，如水療、三溫暖、跳繩、瑜伽，都可用來促進血液在肝臟和腸道的流動，以產生並增強免疫和排毒功能。如果不能促進循環，肝臟便不能有效清潔血液。然而除了三溫暖之外，沒有醫學研究證實增強循環對排毒的功效，但根據我們的臨床經驗，在排毒計畫中這個部份很重要，會帶來顯著的成果。

第六步驟：轉換壓力

數千年來，醫師們觀察到病人對各種治療方法有著廣泛的反應。有些人會完全康復，有些人即使疾病和治療方式完全一樣，仍然藥石無效。正如我們在前面第一章所討論過的，就許多疾病來說，心理也是原因和治療的一部份，屬於變數之一，因此囊括在臨床醫護範圍內。病人或許可得到最好的醫學評估和治療，但因為診斷和治療與病人的互動，並不會緩解壓力，促進放鬆，產生希望、信心和信任的正面感受，原本成功的治療卻可能會失敗。

無論新舊，醫學文獻中可找到許多例子證明健康、情緒（心理）和治療結果之間的關係。古中國醫學文獻解釋，壓力會形成憂愁，干擾消化系統功能。恐懼的壓力則會干擾腎功能。憤怒和挫折的壓力則會傷害肝臟清潔和循環血液功能，還有悲傷的壓力會損害肺部，容易引發呼吸道感染。

根據當代研究人員的報導，已有觀察研究指出，負面心態和壓力會影響健康和治療。這些身心醫學方面的研究人員在二十世紀初可謂站在身心醫學的前線。例如，哈佛醫學院卡農博士（Dr. Walter Cannon）寫作探討他所謂的「巫毒式死亡」，這種作法常見於許多第三世界文化中的原住民，他們會詛咒族群中的一位成員，然後那位成員就死了：「我的見解是……『巫毒式死亡』或許是真實的，原因可能是因激動的情緒壓力，亦即恐懼表現或抑制的結果。」

這種說法揭示卡農博士深深理解，信念的力量足以影響構成身體的數萬億個細胞，這就是心理的作用。其他研究也顯示，負面情緒狀態和充滿緊張壓力的生活，會產生打或跑反應，觸發電化學活性大範圍出現，結果造成身體免疫功能的相關變化。

目前解釋情緒、心理、精神壓力的模型，與大腦—邊緣—下視丘—軸線具有相互作用。根據精神病醫師羅西（Ernest Rossi），「因此下丘腦為邊緣系統的主要輸出路徑，將感官知覺、情緒和心理認知功能，與身體的生物學集結。」此腦軸將壓力、焦慮轉換為壓力激素反應，這些激素會抑制免疫系統的功能。

隨著時間經過，這些壓力荷爾蒙可能會擾亂人體的每一個器官系統。例如一項研究顯示，壓力荷爾蒙會阻斷肝臟排除抗發炎藥物的能力，使得毒性會在人體內循環。人體所產生的壓力化學物質極具破壞性。壓力激素（腎上腺素）經氧化會形成一種物質，叫做腎上腺氧化色素（adrenochrome），會影響心血管和神經系統。高氧化腎上腺素（即腎上腺氧化色素）的血清濃度，會損害心臟，導致冠狀動脈痙攣、心律不整、超微結構性心臟損害、心室功能障礙。

壓力會擾亂人體排毒系統，削弱人體天然的過濾機制，增加腸通透性。由於腸通透性的改變，壓力不僅會增加肝臟工作量，同時也會威脅到中樞神經系統的微妙環境。正如腸道應保持內容物和血液之間的隔離，血腦屏障亦應預防一些特殊物質進入大腦的血液。壓力會造成血腦屏障的通透性。

負面思想也會改變心血管功能。例如，人們已完全確定，即使壓力再低，都可能會引發心肌缺血（流向心臟的血液減少，為心臟病發作的預兆）。高血壓和冠狀動脈疾病也與壓力有關。

心理神經免疫學的新興領域，探索精神和身體之間的確切關係。研究人員已能驗證心理和情緒狀態都有能力影響產生激素和神經傳遞物（即所謂令人感覺良好的大腦化學物質），影響人體的排毒路徑，改變治療結果。類固醇、兒茶酚胺（壓力激素）、神經胜肽和腦內啡，都是人體受到壓力後所產生的生物化學語言。

這些壓力相關的生物化學變化，轉換成憂鬱、負面情緒、免疫和中樞神經系統疾病。醫學的排毒研究主要集中在環境毒素對肝臟、免疫系統和大腦的影響，然而壓力也可能是一種毒素。憤怒、嫉妒、悲傷，悲傷和自責，都會影響排毒酶，產生可見的毒性症候群。

你的保健養生必須重視心裡的毒性。我們發現，養成正面情緒是心理排毒最重要的關鍵。你可運用催眠、祈禱、自我肯定和調整家庭或工作環境，來改變想法，集中在正面事物，以使習慣性的負面的想法不再出現。每日藉由嗜好、閱讀、音樂演奏、運動、適度休息等，都是維護我們免於心理躁鬱變化和身體壓力的重要活動。

在第 8 章中，我們將回顧一系列呼吸訓練和放鬆運動，用以調節神經系統並減少壓力的損害。努力以正面想法取代負面情緒和想法，結果細微的心理毒素將會得到淨化，血液中不再殘留生化毒素。

由於肝臟在排毒過程中具有至關重要的作用，下一章我們將致力於討論肝臟各種不同的專門功能。想要充分掌握 EcoTox 計畫的價值，必先了解肝臟在排毒作用中的角色。

第 5 章

肝臟：你的排毒發電廠

- 肝臟：轉換的根源
- 肝臟的排毒功能
- 排毒第一週期和第二週期的問題
- 膽囊、膽汁和膽結石
- 排毒與你

排毒作用中的生化活性大多發生在胃腸道系統和肝臟。肝臟是人體單一器官中最大的，主要負責篩選循環中的每個分子，並將其中的有毒物質轉換成無害的「可生物降解」物質。肝臟清潔、淨化血液，血液進而滋養整個身體。若肝臟出現任何問題或損害，會影響其他所有器官系統。自然療法醫學有一個基本原則是，可藉由增強肝功能來治療疾病。目前科學和醫學研究已經開始驗證自然醫學醫師的臨床方法背後的原因。在本章中，我們將告訴你這種排毒作用如何致力於保持你的健康。

肝臟：轉換的根源

肝臟位於你的腹部右側肋骨下方，尺寸如足球，質地細緻，可說是一種過濾和處理工廠。肝臟集合了各種不同類型的細胞，細胞各具不同的工作，從轉換食物為不同的化合物，供人體運作，到分解重金屬、有毒農藥、代謝副產品（見圖5—1）。肝臟大約一共執行五百種不同的功能，是人體所有其他器官中最多的。肝臟會向其他器官和系統發布不計其數的生物化學指令，其中主要任務包括：

碳水化合物代謝。儲存糖；將各種不同類型的糖轉換為葡萄糖；維持血糖濃度。

脂肪代謝。分泌膽汁，膽汁使飲食中的脂肪容易消化；分解脂肪，用於代謝活動的能量；製造三

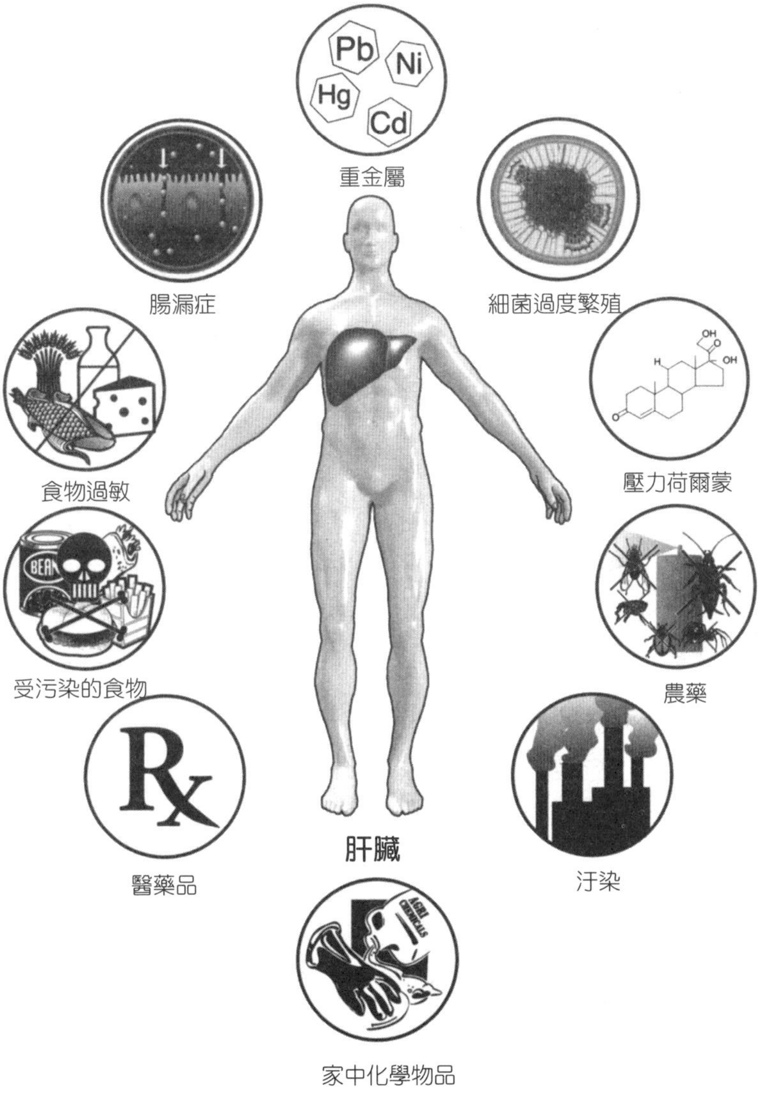

圖 5-1　肝臟。肝臟清潔人體毒素，為你的健康作戰。有些毒素來自環境，有些則是人體內自行產生。

酸甘油酯、脂質和膽固醇；轉換碳水化合物和蛋白質為可用的能量形式。

蛋白質代謝。分解蛋白質並重組，用於生產其他身體需求的化合物。

營養物質的儲存。儲存維生素D、A、B_{12}和礦物質鐵。

免疫防禦中心。過濾血液；去除有害的細菌、病毒、毒素、酵母菌和其他外來物。

轉換激素、代謝廢棄物、毒素及其他破壞性物質。將人體不需要和不健康物質的分子結構分解改變，以便排除。

你的肝臟健康嗎？

在感染性肝病和酒精性肝病等病例中，醫師想要了解肝臟受損的情形，會使用一套血液檢驗方式，但這些檢驗無法有效呈現肝功能。肝功能意指肝臟的運作能力。西醫的肝功能血液檢驗，不見得能夠顯示肝臟所失去的能力，而自然療法醫師卻可判別病情，以及排毒作用的趨緩，英文叫作**sluggish liver**（懶散的肝），就是「肝功能不良」。肝功能不良病徵是皮膚枯黃、膚色差、黑眼圈、厚厚的黃舌苔、嘴巴發苦、頭痛、心浮氣躁、經前症候群、關節炎、脂肪消化不良（飲食高脂肪後可見）。坊間有一些檢驗和健康檢查，可評估肝功能（進一步細節參見第7章）。

即使肝臟懶怠，也能做很多最重要的工作。這是因為肝臟有六個排毒路徑，能夠彼此互相合作，稱為「**功能性儲備**」，所以肝在受損、發炎，甚至疾病破壞80％至90％功能之下，依然能夠持續運作。

消化不良、營養不良、膽汁分泌不暢、遺傳體質虛弱、過度暴露於毒素等，都會損害肝功能，導致功能儲備枯竭。如果肝臟無法運作，一個人不能存活超過24小時。為了保護和照顧這個必不可缺的器官，首先你必須了解肝臟在分子淨化和轉換過程中的作用。你的健康取決於肝臟。

肝臟的排毒功能

人體不喜歡長時間保留任何分子。即使是激素（酶）等「好」分子，也是不斷持續被分解和重建，準備進行回收或排除。感謝排毒酶，肝臟能夠分解大多數分子，甚至是有毒和危險的。酶是分子轉換過程中的催化劑。人體有數千種不同的酶，每種都具有獨特的作用。

將這種排毒過程想像成兩階段的清洗週期。酶就像肥皂一樣，將大團油脂化為小團，去除水分不能移除的污染物。在清洗循環的第一週期（第一週期）中，酶將毒素分解成中間產物的形式。圖5－2說明了一些常見毒素在第一週期排毒期間被分解的複雜過程。有些毒素在這個階段已經準備好被排除，但有些則需要第二次清洗週期。在第二週期中，這些中間化合產物會沿六種化學驅動排毒路徑之一移動，進一步被分解，然後與特定型態的蛋白質分子連結，以「護送」引導這些污染物離開人體，因此這些污染物能夠藉由腎臟（以尿液的形式）或膽汁（以糞便的形式）排出。這個過程稱為共軛結

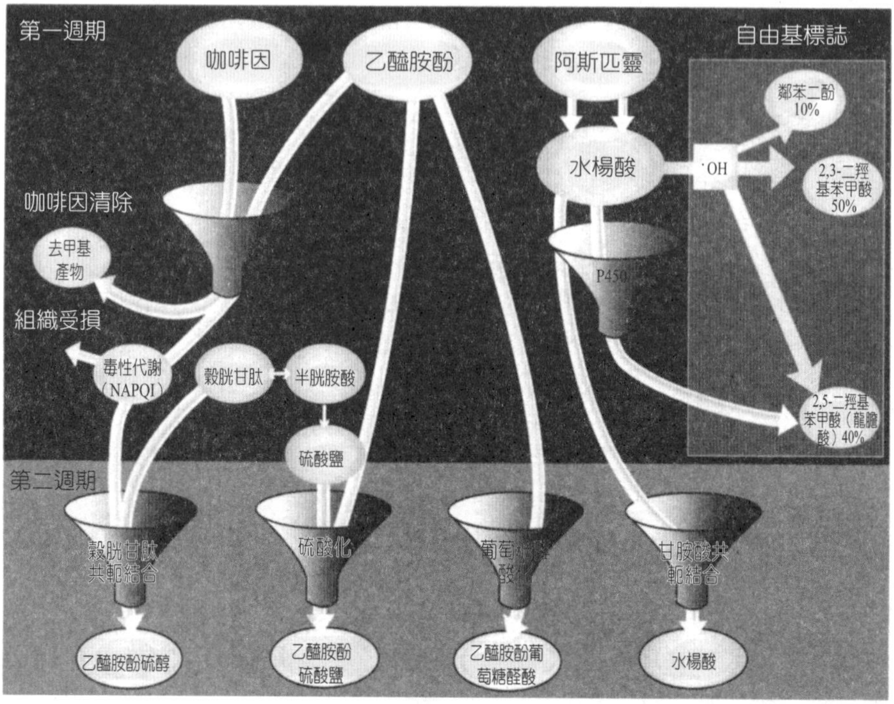

圖 5-2 排毒第一週期和第二週期。肝臟內有各種酶，藉由化學反應分解毒素。毒素經過分解會進一步進行第二週期的排毒。

合作用，如圖5—3所示。六條路徑其中有三條值得特別解說。

第二週期中最重要的系統之一是穀胱甘肽的共軛結合路徑，利用穀胱甘肽將工業致命毒素（多氯聯苯等）和致癌物質進行分解排毒。其活性可將高達60％毒素經膽汁排泄。穀胱甘肽也藉由血液循環處理自由基。穀胱甘肽是人體中的共軛結合作用最主要物質，大多由肝臟產生，容易耗盡。暴露於高毒素值會耗盡穀胱甘肽的儲備量，提高癌症易受性。慢性病、愛滋病毒、肝硬化等，都會消耗穀胱甘肽儲備量。過度運動會增加氧化壓力，大量產生自由基。飲酒也會阻礙穀胱甘肽的生產，並消耗血液中的穀胱甘肽。

從飲食習慣的觀點來說，大多數人最

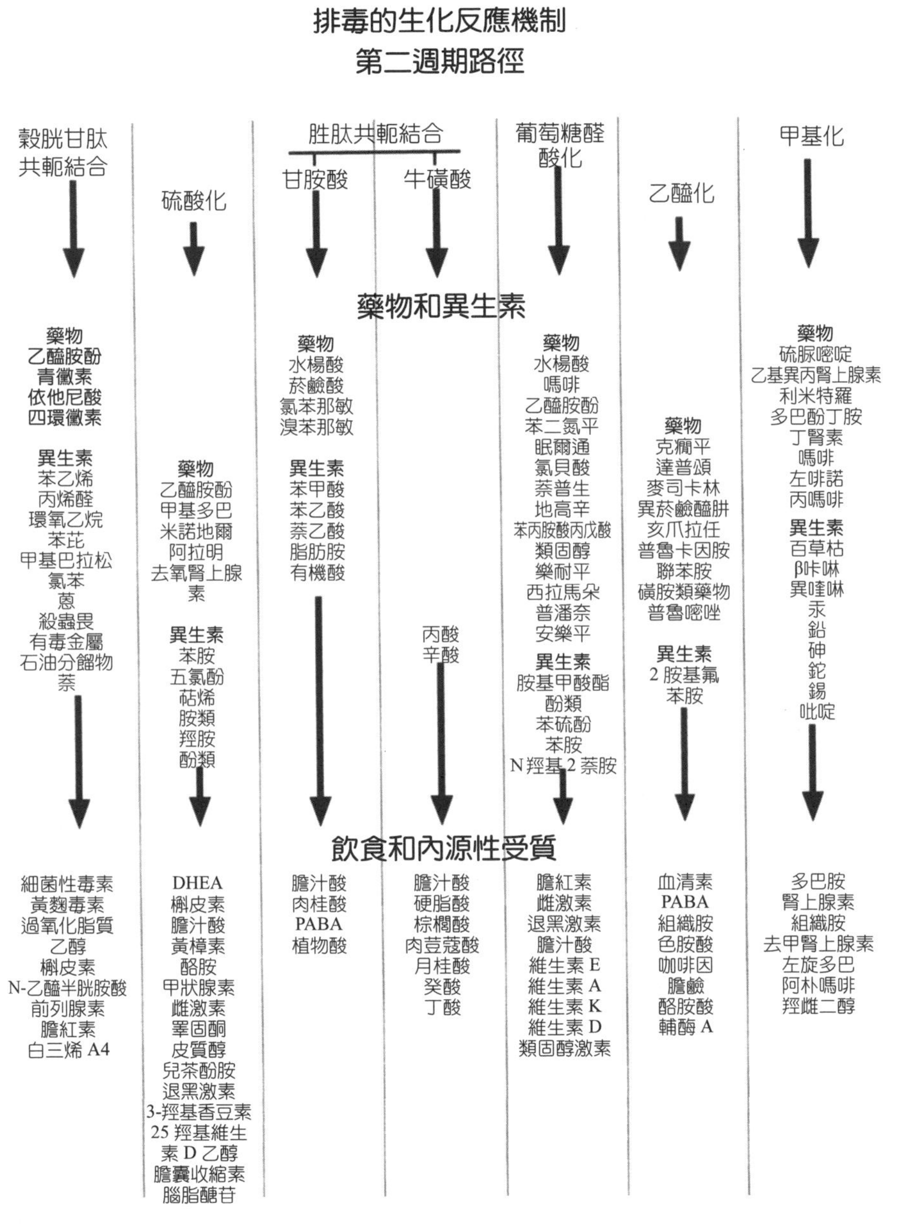

圖 5-3 排毒第二週期。說明排毒週期中的不同路徑，肝臟將來自體外的化學物質（藥物和異生素）以及體內形成的物質（飲食和內源性受質）分解並排除。

虛弱的路徑是硫酸化，這條路徑負責神經傳遞物、類固醇激素、藥物、工業化學製品、酚類（苯的衍生物，常用於塑膠、消毒劑和藥物），特別是腸道菌和環境的毒素。飲食中攝入過少的硫，這種分子物質必須從飲食中獲得，會導致排毒功能不良。如果你接觸到許多必須經由硫酸化路徑排除的毒素，但是飲食不適當，導致硫酸鹽儲備量很低，你便無法分解這些毒素。

研究已知硫酸化路徑的功能，與各種疾病有很強關係，包括阿茲海默症、帕金森氏症、運動神經元疾病、孤獨症、原發性膽汁性肝硬化、類風濕性關節炎、食物敏感性和多種化學敏感性。第7章所說明的排毒測試指出此路徑的變化。

人體所製造的五種不同胺基酸：甘胺酸、牛磺酸、穀胺酸、精胺酸、鳥氨酸，會共同形成第三條排毒路徑。其中，甘胺酸對毒素的中和最重要。有些病例無法製造足夠的甘胺酸，排毒作用的需求不足。因此雖然沒有考慮人體會製造的必需胺基酸，但甘胺酸的生產依賴於飲食中充足的蛋白。飲食中缺乏蛋白質的人，無法順利排除環境汙染物。

甘胺酸供應可能因生活壓力而耗盡。例如，酒精性飲料中的苯甲酸鹽，會與甘胺酸結合，掠奪了人體儲存量。一項研究發現，消費大量酒精性飲料的人有甲苯無法分解的問題，甲苯是一種工業和有機溶劑中常見的物質。阿司匹靈也會減緩這條排毒路徑，因為阿司匹靈會在肝臟中爭奪甘胺酸。飲食補充甘胺酸及其他非必需胺基酸，許多人都會出現明顯的排毒力提昇。

排毒第一週期和第二週期的問題

當肝臟懶怠時，第一週期的排毒循環處理毒素的情形，不會以正常必要的速度進行，導致毒素累積在血液中。例如，如果雌激素沒有在第一週期分解，累積的結果可能導致潛伏性的損害，表現出來即為月經前症候群。導致第一週期懶怠的因素可能很多。隨著年齡增長，排毒過程也會跟著變慢。使用抗潰瘍藥（西咪替丁）和口服避孕藥等藥物，暴露於鎘、鉛和汞，並消耗大量的糖和反式脂肪，都會阻礙排毒的第一週期。

使排毒第一週期變慢的物質，會造成毒性的累積階段，稱為第一週期抑制物，會影響肝細胞DNA，導致肝臟製造的排毒酶減少。除了前面提過的第一週期抑制物，其他還包括：

- 葡萄柚
- 薑黃
- 辣椒素（來自辣椒）
- 丁香
- 含有苯二氮平（BZD）的藥物，如抗憂鬱劑和鎮定劑
- 抗組織胺劑

・酮康唑（抗黴菌藥物）
・來自腸道菌的毒素

如果第一週期分解毒素的速度過快，第二週期跟不上，就會出現另一種排毒問題。第一週期毒素分解所產生的有毒中間產物，原本預備要在第二週期被分解，卻卡在第一與第二週期之間形成瓶頸，這些毒素比原來更危險，可能成為一場生化惡夢，損害肝臟、大腦和免疫系統。

有些物質如殺蟲劑、油漆氣味和香菸的煙霧等，會增加肝臟第一週期的酶，促進毒素的分解，然而第二週期的酶卻沒有相對增加。其他還有酒精、類固醇等有害物質。甚至還有一些原本無害的物質，如檸檬的檸檬烯，會促進第一週期的排毒。但檸檬烯不像抽菸煙霧，不會產生有害中間產物。在閱讀以下列表時，請記住這並非一份嚴格的「好壞」清單，而是這些物質會提高第一週期排毒的速度，唯有第二週期跟不上才會出現問題。

・苯巴比妥
・類固醇
・磺胺類藥物
・高麗菜家族蔬菜

- 烤肉
- 高蛋白飲食
- 柑橘類水果
- 維生素B_1
- 維生素B_3
- 維生素C
- 環境毒素（廢氣、油漆煙霧、戴奧辛、農藥）
- 抽菸煙霧
- 酒精
- 血液中腸道菌的內毒素

胰臟炎和排毒瓶頸

主流醫學一般不贊同排毒瓶頸問題的診斷和治療。然而，根據我們的臨床經驗顯示，當治療重點放在排除此一問題時，其他疾病狀況也會好轉。例如，我們認為許多胰臟炎病例都是由排毒瓶頸問題所引起。酒精、菸和糟蹋身體的生活方式都會造成瓶頸現象，其中所產生的自由基更會在過程中導致胰臟發炎。

有一位病患因為急性胰臟炎住院幾次。他的生活方式中大致健康，卻不時抽菸飲酒。每次宴飲狂歡之後，他都會引發胰臟炎，到醫院報到。我們讓他進行的排毒計畫取得巨大成功。胰臟炎病人經常主訴暴露於柴油煙霧、有機溶劑和三氯乙烯，這些毒素似乎會加重與酒精相關性胰臟炎的易感性。

這種排毒醫學的胰臟炎療法，並沒有列在醫學文獻中。然而，我們認為有充份的證據顯示，必須列入第一線治療的考慮。

暴露於毒素時，若再加上有其他物質促進第一週期，此時會特別危險。酒精和乙醯胺酚的組合就是一個很好的例子。由於人們經常在宿醉後服用乙醯胺酚（普拿疼）治療頭痛。中間化合物（來自乙醯胺酚）是一種極毒的物質，稱為n乙醯基p苯醌亞胺（NAPQI）。在正常情況下，NAPQI在第二週期中會被迅速去除，但酒精的攝取會促使更多NAPQI進入肝臟，比第二週期能夠處理的更多。

【病患案例】

瓊妮是一位48歲的女性，患有B型肝炎。她在圖像藝術領域工作了很多年，長期暴露於揮發性有機溶劑下。她來到我們的診所，出現慢性疲勞症狀。我們做了全面性的肝臟排毒篩檢，清楚顯示一些路徑失去平衡。經推薦正確的營養素後，瓊妮已往修復受傷肝臟功能和重建健康之路上前進。

如果兩種或更多種排毒促進物在一起，可進行相互作用，帶來嚴重的後果。例如，一個抽菸的人，他的處方藥物實際上需要較高劑量，因為抽菸會導致藥物在第一週期分解得比通常更快。如果第二週期無法承受過快的負擔，會造成排毒瓶頸。我們預測在未來，為了正確評估藥物處方，醫學專家會檢查排毒力。

由於第一週期和第二週期的肝臟排毒問題盛行，加上對健康有重大的影響，我們相信每個人最好都要進行排毒測試，作為標準健康檢查的一部分。這種檢驗所檢驗會在第7章介紹，可發現每個人在不同排毒路徑中的問題。如果你患有慢性肝病和膽囊問題，你是可能就是這個測試的候選人。當然，在進行排毒療法之前，如果有異常的結果，排毒之前必須先排除肝病。藉由排毒功能的評估，使得我們可以在症狀實際出現以前就找到問題。檢驗第一週期和第二週期的酶，使我們不再需要猜測便可決定肝臟排毒功能障礙的嚴重程度，亦可在一定程度上顯示是否有癌症、神經疾病，化學和藥物敏感性、免疫問題等的特殊風險。

飲食和排毒：餵養第一和第二週期

為保持肝臟排毒系統順利運作，你可採取一些措施。飲食對排毒所需的酶有很強的作用，能幫助「調節」或平衡第一週期和第二週期的運作。這些支持肝臟的食物，可減少毒素損害的敏感性，也可以降低多重化學敏感性症候群、慢性疲勞症候群和癌症等的傷害。研究顯示，特定的食物和營養素不僅有益於排毒力，也可提供一種安全可行的方法，來治療各種免疫障礙和毒性症候群。

必需脂肪酸對第一週期的排毒至關重要，而標準美式飲食並不能提供這些重要營養素的適當來源。必需脂肪酸的攝取以冷水魚和亞麻仁油等形式，已證明可提高排毒力。其他必需脂肪酸的來源包括食用油，例如葵花籽、核桃和芝麻、小麥胚芽、黑醋栗種子補充劑，琉璃苣或月見草油。

每天吃新鮮蔬菜水果，是一種可以不斷補充身體儲備穀胱甘肽的好方法，穀胱甘肽是第二週期的路徑之一所必須的。高品質的蛋白質可同時滋養胺基酸和硫酸化路徑。蔬菜來源的硫可用於硫酸化路徑，包括紅蘿蔔、白蘿蔔、洋蔥、芹菜、山葵、豆類、西洋菜、羽衣甘藍和大豆。雞蛋、魚和肉也是優良的硫源。

白菜、球芽甘藍、綠花椰、柑橘類水果和檸檬皮油，可支持第二週期的運作。研究顯示，攝取綠花椰芽菜萃取物具有戲劇性效果，可抑制第一週期酶的活性，並增強第二週期的穀胱甘肽路徑。綠花椰芽菜萃取物對頻繁或高度接觸農藥、廢氣煙霧、油漆煙霧、抽菸煙霧或酒精的人特別有幫助。任何暴露於已知致癌物質的人，都能受益於綠花椰芽菜萃取物。

多吃支持第一和第二週期的藥草、香辛料和食物，可增強排毒。排毒飲食有米飯、蔬菜水果，加上特殊的維生素和藥草，可支持第一和第二週期的排毒酶系統。

支持肝臟排毒的食物

- 甘藍菜家族
- 亞麻仁油
- 大蒜
- 洋蔥
- 芝麻油
- 蔬菜（新鮮）
- 小麥胚芽和小麥胚芽油
- 冷水魚
- 水果（新鮮）
- 堅果和種子
- 紅花油
- 葵花油
- 核桃油

支持肝臟排毒的營養補充劑

- 生物類黃酮
- 琉璃苣油
- 輔酶Q_{10}
- 月見草油
- 鐵
- 鎂
- N-乙醯半胱胺酸（NAC）
- 黑醋栗油
- 紅蘿蔔素
- 銅
- 葉酸
- 卵磷脂
- 錳
- 菸鹼酸

- 核黃素
- 水飛薊素（奶薊）
- 維生素A
- 維生素B_{12}
- 維生素D
- 維生素K
- 硒
- 微量礦物質
- 維生素B_6（吡哆醇）
- 維生素C（抗壞血酸）
- 維生素E
- 鋅

膽囊、膽汁和膽囊結石

排毒路徑起於肝臟，終結於膽囊。膽汁是肝臟排泄毒素形成的液體（其他的排毒路徑還包括汗腺和腎臟）。膽汁在肝臟中產生後，進入膽囊，最後進入腸道。我們發現在很多情況下，患有肝病的人也有膽囊問題，反之亦然。

膽汁是由膽固醇、膽紅素和卵磷脂組成，然後分泌進入膽囊。在膽囊中，膽汁會經過濃縮，液體被重新吸收，進入循環系統。膽汁必須保持適當的成份比例，如果比例不適當，就會促進膽固醇結晶或膽囊結石的形成。吃飯時，膽囊會分泌膽汁，進入腸道，促進油脂的消化和分解。然後油脂經過腸道吸收，身體會用這些油脂來製造細胞、激素和前列腺素（一種作用像激素的化合物）。

當便秘發生時，腸道中的細菌會將膽汁中的毒素分開，造成這些已經排除的毒素重新被人體所吸收。飲食多攝取蔬菜有助預防便秘。β葡萄醣醛酸酶是一種釋放重新吸收化合物的腸道細菌酶。為了防止毒素重新被吸收，必須適量補充d葡萄糖酸鈣，這是一種蔬菜中的天然成分，可抑制β葡醣醛酸酶的活性。木炭也會結合膽汁，預防毒素被重新吸收回到血液中。

膽結石是北美常見的主訴症狀，容易破壞膽汁的流動。有1600萬到2000萬美國人患有膽結石，女性病人為男性的兩倍。通常膽結石是膽固醇、鈣、膽紅素和卵磷脂結合所形成的，然而，有時膽囊還會形成一種主要由鈣質和一部分膽固醇的膽結石。如果你也有膽結石，請遵守以下說明：

1. 每天服用卵磷脂。膽固醇結石是由於你的肝臟分泌過多膽固醇進入膽囊，比其他卵磷脂和膽汁酸還多，由於膽固醇的「過飽和」而形成結石。飲食注意每日補充500毫克卵磷脂，可保持膽汁流動順暢。
2. 限醣飲食。醣類攝取量與膽結石的形成相關，代表醣類會刺激膽固醇合成。
3. 每餐一併攝取5公克水溶性纖維（水果果膠、豆類或燕麥麩皮）。
4. 低脂飲食以預防肥胖。
5. 少量飲食以保持適當消化能力。

6. 避免飲食中的過敏原，這些食物過敏原會引起惡名昭彰的急性膽囊炎發作。已知雞蛋是最大的過敏原。
7. 每餐一併服用500毫克膽汁酸，這通常有50％的效果，可減少膽囊中的膽固醇容量。
8. 攝取蛋胺酸、牛磺酸和胺基酸補充品。由於女性的身體所製造的牛磺酸少於男性，這可能是女性罹患膽結石為男性兩倍的原因。劑量為每種1公克，於兩餐之間服用，每日兩次。
9. 服用蒲公英根萃取物。它是優良的膽汁促進劑（有助釋放儲存的膽汁），效用溫和、安全。萃取物的服用劑量是1茶匙，一天3次。可以的話請購買塊狀萃取物（solid extract），但比較不容易買到，因此第二優先請選粉狀。劑量為8公克泡水製成蒲公英茶，每日3次。

排毒與你

人類的生物化學上不盡相同。每個人都有肝臟和膽囊，所有肝臟和膽囊都做同樣的工作，但並非所有肝臟和膽囊做的都一樣。我們有些人是基因戰士，天生具備熬夜、飲酒、大吃大喝、抽菸、承受巨大壓力和時間的工作，甚至還能在95歲時平靜地在睡眠中過世。但對其他人而言，天生並沒有如此堅強有韌性的體質，壓力太大的生活方式只會造成健康不良和早逝。儘管有各式各樣的止痛藥到早餐穀片廣告，實際上對人們造成一種既定的印象，以為對一個人來說好的東西，就會對所有人都好，不過，人們的代謝功能和需求，確實存在著很大的差異範圍。

我們每個人都面臨生活的身體、精神和情緒壓力，每個人也都有獨特的分子系統，具有天生的優缺點。這些基因生物能力在很大程度上，決定我們處理環境毒素衝擊的能力。例如，穀胱甘肽和硫酸化路徑是遺傳的，兩者的作變化很大。人們天生管理毒素的能力，決定了可使健康或疾病蓬勃發展的環境。雌激素相關的乳癌、抽菸導致的肺癌和其他類型的癌症家族史，可與遺傳的排毒力缺陷相關。

這些遺傳差異是肝臟中排毒酶自我表現廣泛變異的結果，描述這種情況的專有名詞是「代謝多形性」（metabolic polymorphism），意指人類為了解除環境毒素（metaboli c），具有多種（poly）形態（morphism）。

在《基因組》（Genome）一書中，作者畢夏普（Jerry E. Bishop）和華赫茲（Michael Waldholtz）提出遺傳易感性因子，應為未來醫學的主要焦點。他們建議，這樣人們可修改環境因素，適當保護個人免受遺傳多形性相關疾病的傷害。但是遺傳的毒素生物化學分解和轉換，仍然是最被低估的，在預防和治療領域並沒有善加運用。

醫師可將醫療保健計畫個人化，並運用檢驗所檢驗降低風險（第7章中說明），來評估排毒功能。這個篩選過程可分辨具有非常強大排毒力的人，以及需要特別協助的人，以防止疾病發作。如果沒有將遺傳學和排毒力一併納入考慮，就無法預防疾病的階段。

我們可以將生物面衰弱環節的影響降至最低。在我們DNA密碼中的「致命弱點」，造成每個人都可能會容易受到日常生活型態中某些壓力因素的影響，這些都可藉由營養醫學和排毒來支持。自然療法醫師有很多方法可促進肝臟作用，例如藥草、特殊飲食、物理治療、順勢療法藥物等。膽囊疾病的治療通常使用與肝臟排毒問題相同的藥草。如果你在這些器官中有什麼遺傳缺陷，EcoTox計畫將有所助益。排毒計畫設計的重點在於促進肝臟和膽囊的作用，以及有助肝膽運作的食物和營養素。在下一章中，你將學到更多關於造成肝臟沉重負擔的毒素來源，以及毒素對你健康所產生的影響。

第 6 章

人人都中毒：毒素陰影下的求生術

- 出乎意料的毒素出沒地點
- 空氣汙染
- 水
- 飲食
- 農藥和除草劑
- 重金屬

中毒會嚴重損害人體功能，使你處於危險之中，酒精中毒也一樣。不過酒精中毒的人通常都知道自己在哪裡喝酒，除非你是個老酒鬼，其實喝多喝少都任憑你自己選擇。我們可決定是否要抽菸或使用娛樂性藥物（毒品），這兩者都是中毒的主要原因，也可選擇避免使用危險的工業或農業工作化學品。很多造成人體系統受到影響的毒素，都來自我們所吃的食物，呼吸的空氣，喝的水，還有人體內部環境自行生產的汙染物。除少數例外，我們看不見、聞不到、吃不出大部分每天所接觸的有毒物質。不管你是多麼仔細，想要完全避免毒素暴露，變得愈來愈困難。

這一章是關於人體中毒的原因和來源。有了這些訊息，我們每個人都可事先做好準備，限制我們的暴露情形，自我保護。一旦你知道毒素永遠都在我們身邊，會在人體內慢慢累積，就像漏水的水龍頭滴滿水桶，你便會明白排毒為何如此重要。如果你不清空水桶，最後會滿出來，毒素也一樣，會引發疾病和失能。當你的排毒系統過度運作，環境毒素的暴露會更加形成問題，而毒素對你的健康影響也變得更難以處理。排毒是清空毒素的方式。

出乎意料的毒素出沒地點

當你知道一種物質對健康有害時，會盡所能避免或採取預防措施，來保護自己。不幸的是，許多物質的毒性並非總是很明顯。一般家庭和辦公室常見的物質是毒素的來源，對化學敏感以及排毒能力不良的人，會造成潛在的健康危害。如果你覺得自己和家人有風險，請盡可能將以下物品以無毒品取代：

寢具。海綿乳膠枕頭和床墊會釋放化學物質。棉床墊裡面可能有殺蟲劑和化學阻燃劑，都可能會造成神經系統中毒。

清潔劑。清潔劑中常見的化學物質有：苯酚、甲醛、甲苯、二甲苯、二氯甲烷和丁烷，都會危害免疫系統和神經系統。

軟質塑膠地墊。軟質塑膠地墊、地板中發現的危險化學製品有：丁醇、三氯乙烯、甲苯、苯、二甲苯、苯酚、己烷和苯乙烯等。暴露於苯會導致不孕、再生障礙性貧血（骨髓疾病）和白血球染色體損害，也與白血病有關。暴露於範圍廣泛的化學物質，對免疫系統敏感的人（例如嬰兒）危害仍不清楚。硬質地墊、地板可能是比較好的選擇，安全性和化學惰性都較高。

辦公用品。影印機和修正液會排出三氯乙烯（TCE），也存在於乾洗劑產品、地毯洗潔劑、地板亮光劑和舊式麻醉劑，已知會導致意識混亂、無法專心、疲勞、反應時間慢、周圍神經病變、協調

表 6-1 工業和職業危害

化學物質	職業來源	癌症
芳香胺	工業化學物、煤炭、汽油、橡膠	膀胱
砷	殺蟲劑製造、採礦物	皮膚、肺
石棉	石棉製造應用（如汽車剎車）	肺、腹部
苯	膠、油漆	白血病
二氯甲醚	合成樹脂	肺
鎘	煉油廠	前列腺
鉻礦	工業生產	肺
煤炭產品	清潔煙囪	陰囊
芥子毒氣	工業生產	肺、喉嚨
鎳礦	煉油廠	肺、鼻竇
多環芳香烴	煤炭和礦物油的燃燒	皮膚、肺
頁岩油	柏油和瀝青暴露	皮膚
氯乙烯	皮件和製鞋工業	鼻竇
氯乙烯	聚氯乙烯製造	肝臟
氯乙烯	橡膠處理	肺
木屑	硬木家具	鼻竇

資料來源：*Wellness Medicine* by Robert Anderson（Lynwood, WA: American Health Press, 1987）

性變差、頭痛和肌肉痙攣。

化妝品。一些化妝品含有亞硝胺，已知會導致癌症。美容店具有高度暴露風險。黑色染髮劑含有導致突變的化學物，可能會導致DNA密碼發生變化（癌症的前兆），如果染髮超過20年，罹患非何杰金氏淋巴瘤和多發性骨髓瘤（一種白血病）的機率是一般人四倍。

工作相關的毒素。表6—1列出一些常見的化學物質，職業來源，以及可能相關的癌症。

空氣汙染

1952年倫敦曾發生一場空氣汙染警報，有四千人死亡，數萬人生病。我們的空氣及所帶來的汙染，可能是危害健康最大的風險。例如，已知居住在空氣受汙染的城市的抽菸者，罹患肺氣腫的風險會變成4倍。政府機構測量的空氣汙染主要是由工業和汽機車所引起。這種汙染所造成的傷害，從人口所受的影響可顯見。特別是在過去的幾十年裡，幼兒和老人等免疫力較差的人氣喘發生率已急劇上升。氣喘發生率上升的情形大致與汽機車排放量的增加呈正比。如同空氣汙染統計數字所報告，醫院急診室的急性氣喘發作次數大增，與空氣中大量的污染粒子相關。

家中和辦公室的空氣

嬰兒潮世代（1946年至1964年出生者）是成長於定期暴露在塑膠和石油化學下的第一代，包括50年前免疫和排毒系統未曾見過的新型化合物。創造這些物質的工業，並沒有想到會對人類健康造成破壞性的影響。

建築工業生產的是看不見也不易測量的空氣汙染。在新建辦公室、購物廣場、學校和醫院，可以發現最高濃度的這些化學物質。地毯、三夾板、櫥櫃、塑合板等，含有苯酚、丙酮、甲苯、二甲苯、苯、聚苯乙烯、乙醇、苯乙烯、和甲醛。「密閉式建築物」（建築物的窗戶無法打開，具有密閉式循環空氣的通風系統）會造成人們暴露於甲醛和其他建築材料有毒「廢氣」。地毯膠和許多新地毯散發出的化學物質都有毒性。由於建築工程極度依賴木材，又加上木材供應減少，消費者被迫改用聚合板等材料來取代木材，裡面的黏膠和化學物質含有甲醛，會導致頭痛和疲倦。1982年，用於建築隔熱的尿素甲醛絕緣材料，由於會引起頭痛、眼睛刺痛、噁心、呼吸道疾病、憂鬱、頭暈和疲勞而惡名昭彰。

不幸的是，化學製品暴露的風險往往在工作場所宣導不足，一直要到生病了，人們才會發現自己已經成為化學物質敏感體質。在洛杉磯地區，一個家庭中父母若經常會在工作中接觸化學產品、溶劑和油漆，無論是皮膚接觸或吸入煙霧蒸氣，在這種情形下，兒童罹患腦瘤是一般的3倍。這些父母的工作通常屬於化學、飛機和工業。研究人員現在知道，有些兒童期癌症與母親懷孕時期暴露於致癌物下有關，這些兒童的腦部腫瘤，很可能在子宮內，就因為暴露在毒素而產生。

另有人指出，住在煉油廠週圍的人，肺癌發病率比一般人較高。

水

水龍頭流出來的水，看起來或許清澈，但其實不是。人們發現飲用水竟然含有各種有毒化學物質。

美國國家環境保護局在1993年便發現有819個城市供水含鉛量超標，超過可接受濃度。由美國國會所資助的審計總署GAO經調查，加上其他環境監控機構團體，多次發現系統中違反清潔水標準的情況遍佈全美各地。

根據蓋洛普委託紐約巴德學院健康與政策管理研究所發布的調查報告，廿世紀以來的工業發展造成了全新而複雜、有時是致命的汙染物，進入國家水資源系統。這份報告檢視了美國人民健康與營養、環境和生活方式的關係，並強調一件事實，即市區處理廠既不能偵測也不能排除水中絕大部分的化學汙染物，因此家家戶戶水龍頭所流出來的東西「受到化學物質的污染，有如還沒進行加氯消毒之前含有的細菌情形。」

聯繫你所在地區或縣市的自來水事業機構，了解當地水的檢測結果。你可購買家用過濾系統或僅飲用純水，來降低暴露在這些化學物質下的機會。過濾系統可分為三種類型，包括固體碳過濾、逆滲透和蒸餾，以及三者的組合。好的過濾系統並不便宜，不過確保獲得清潔的水是一個很好的健康投資。市場上有很多系統，選擇經濟能夠負擔的，經過研究比較，然後向信譽良好的經銷商購買。不妨選擇過濾系統經美國國家衛生基金會NSF認證的產品。

飲食

飲食對你的健康具有重大影響。飲食出人意料地是一個毒素的頭號來源，所含的營養物質比我們想要少。真相令人悲哀，我們的食物供應大部分都受到汙染，常吃的食物也缺乏人體所需的維生素、礦物質、酵素、脂肪酸和植化素（來自植物的營養素）。最後躺在我們餐盤上的動物，經過藥物飼料增肥，很多我們吃的魚則游在汙染水域中。

蔬菜水果也可能是毒素的來源。蔬菜水果種植的土地，充滿了農業和工業化學物。然後，新鮮農產品在成熟之前就採收，然後再噴灑化學物質以強制熟成。用來製作麵包、蛋糕和義大利麵等的糧食作物，為了殺死上面的害蟲生物，要噴撒有毒物質。在美國，農產作物可合法使用400種不同的農藥。1980年，加州在農作物上噴灑了1億2千萬公斤的農藥，其中發現有350萬公斤會造成實驗動物致癌。此外，在大規模的農場中，由於會利用化學肥料，造成土壤中重要的營養物質流失，導致生產的食物缺乏生命和健康基本要素，你的身體需要這些營養素，以免受到毒素傷害。

包裝食品裡面含有許多不自然、不健康的食品添加物和防腐劑，目前所使用的食品添加物和防腐劑有數千種。食品加工和精製化進一步消耗我們每天所攝取的食物營養成份。

食物反應的毒性

基於多年的看診經驗，注重營養的各科臨床醫師或治療師，都相信人們對食物中所含毒素的敏感性和反應，是大部分疾病症狀的建構基礎。由於重金屬、致命的除草劑和殺蟲劑、化學物質添加物、空氣污染物等都有毒害，因此掌握這個概念並不困難。不過，比較難的是了解和接受我們對於哪些成份不具有生物耐受性，即使是最普通或最美味的食物，對人體都可能是有毒物質，刺激免疫系統反應，造成排毒能力受到壓力。

【疾病史】

即使身體最健康的人，對食物的過敏反應都可能導致問題。艾德是一位40多歲的空手道教練，他身體健康，態度積極，有活力。但他有一些惱人的健康問題，包括疲勞、頭痛、胃痛和肩膀疼痛。我們發現他的問題是因為長期腸道刺激的食物過敏。在這個時期他的症狀很容易治療，但若不加以處理，最後可導致令人衰弱的關節炎和腸道疾病。我們為他設計了排毒計畫，建議他遠離出現敏感的食物。此方法未來將能減少他看醫師和藥物的需求，並且現在會感覺更健康、更快樂。

你所吃的食物與腸道環境之間的複雜生化作用，會造成食物的敏感性和反應。遺傳缺陷會造成人體必需消化酶的生產減少，另外會造成消化酶減少反應的還有腸道中毒素過多，多次使用抗生素破壞腸道益菌，腸道通透性，以及高濃度的壓力荷爾蒙。不耐受性即食物過敏，會以各種形式的症狀表現出來。食物過敏反應可導致蕁痲疹、氣喘、鼻炎、鼻息肉、頭痛、上腹部疼痛和情緒變化。兒童常見的食物過敏症狀則包括腹痛、嘔吐、腹瀉、發育不良。小兒慢性耳部感染（中耳炎）也與食物過敏有關。

巧克力、咖啡、茶、可樂、香蕉、蕃茄、酪梨、起司、鳳梨和葡萄酒，含有血管活化胺（vasoactive amines，一種神經傳遞物），會導致敏感的人頭痛、臉紅、情緒緊張。色素等食品添加物，已證實與一些兒童的過動症狀有關。其他常見會引起反應的食品添加物有：苯甲酸鹽、乙醯乙酸、黃色四號等人工色素。

與食物過敏有關的最常見食物，是小麥等含麩質穀物，以及牛奶（包括牛奶製品）。當我們強烈建議病人避免吃這些北美飲食的主食，許多人都會感到驚訝。

吃一些會引發過敏的食物，是導致腸道通透性（腸漏症）主要的原因之一。如果腸膜的可滲透性高，食物抗原、細菌毒素、膳食胜肽和其他有毒物質會滲漏到血液中。對於排毒來說，很重要的是要辨識會促進過敏反應和敏感性的食物，並將這些食物排除。只要人們繼續吃會引發過敏反應的食物，便無法康復。尋找哪些食物會導致過敏，可使用飲食排除法，或進行血液檢驗的診斷（進一步訊息見

第7章）。

酸敗油脂

植物油的分子結構非常脆弱。食用油對氧氣敏感，也容易被氧氣、光、熱破壞；含油的食物暴露在空氣中很快就會變質。烹調食物時，尤其是在非常高熱下，也會破壞油脂，改變分子連接，使油脂變得對身體有毒。無論是因氧氣或高熱造成，酸敗油脂具有毒性，不應用於飲食。酸敗油脂具有特殊「臭味」，因此容易辨別。

有些油比其他油更容易酸敗。單元不飽和脂肪酸的橄欖油，是最穩定的油，為烹飪好選擇。超市架上出售的油，裝在透明玻璃或塑膠瓶中，通常都含有防腐劑，避免腐壞。選購時以暗色瓶子或鐵罐包裝為優先。儲存較久的食物、油炸食品、存放過久的堅果和包裝食品，只要超過有效期限都可能含有酸敗油脂，應全部避免購買。

黴菌汙染的食物

雖然有些黴菌會製造抗生素，對人類有益，但黴菌和菌類所含有的毒素，會干擾人體免疫和排毒系統。沒有人會想要吃發霉的麵包、水果或蔬菜，但我們大多數人每天都在吃發霉的食物。市售果汁的製作通常不會使用完美的水果，其中有很多都是腐敗和發霉的。堅果和穀物，除非妥善儲存，否則容易發霉，產生一種致癌物質稱為黃麴毒素。花生和棉花籽油經常受到黃麴毒素的汙染。小麥麵粉和所有麵粉製品也特別容易受到黃麴毒素的汙染。烘培堅果、種子和穀物會殺死黴菌，使毒素失去活性。

殺蟲劑和除草劑

北美農業仰賴農藥和除草劑的使用，這些物質都以驚人的速度滲透進入我們的身體。常見的有毒物質包括對神經系統有親和作用的有機磷酸鹽。這些物質就像許多其他毒素一樣，尤其對青少年和兒童有害，甚至在嬰兒出生前就已暴露在這些毒素之下。同時也對老人有害。這些毒素會增加神經系統活性，造成顫抖、抽搐、動作協調問題、焦慮、情緒激動和各種學習障礙。

許多農業所運用的農藥是致癌物，會汙染我們的食物和水供應來源。正如美國生物學家史坦伯格（Sandra Steingraber）在著作《住在河下游》所指出的，估計伊利諾州一州即有2億5千萬公斤的人工殺蟲劑施用於農地。這些物質會蒸發進入大氣氣流，最後進入地下水層、湖泊、溪流和海水及雨中。關於此一重大主題，我們強烈推薦讀者們閱讀這本書以獲得更進一步的資訊。

沒有被人體排毒系統分解、排除的農藥，會進入脂肪組織中儲存。一項研究發現，近年來人體脂肪組織中的六氯苯含量增加，增加量為先前採樣標本的50％以上。加州消費者事務部（ＤＣＡ）所發布的另一項研究報告顯示，死於肝病、腦或神經疾病的病人，比一般自然死因的人，在腦和脂肪組織中有更多的農藥殘留。由於農藥會累積在脂肪組織中，使得節食減重者產生特殊的風險。如果減重者沒有同時執行排毒計畫，儲存在脂肪中的農藥就會被釋放。

工作中會接觸殺蟲劑和除草劑的人，往往會有較高的胃、結締組織、皮膚、腦、前列腺，淋巴系統和骨髓的罹癌風險。在對於加拿大薩克其萬省一群農民的科學研究中，調整了殺蟲劑、肥料和農業作業後，發現除草劑的使用與非何杰金氏淋巴瘤（白血病）存在直接關係。還發現農民噴灑愈多，他們死於此疾病的可能性愈大。另一個研究則發現，使用防蚊蟲藥劑與兒童白血病、兒童腦腫瘤、兒童淋巴瘤有關。室外殺蟲劑與軟組織肉瘤（一種惡性腫瘤）相關，室內殺蟲劑與成人淋巴瘤相關。一項有關地特靈的研究發現，癌症病人體內含有這種農藥的濃度，比非癌症病人要高。

殺蟲劑與乳癌關聯的證據明顯，令人無法忽略。農藥與雌激素相似（人體會誤認農藥為雌激素而產生反應），已知若雌激素含量高得不自然，便會促使癌症發生。根據以色列的一項研究，他們根據此結論因而立新法禁止以色列婦女使用殺蟲劑，結果乳癌發病率明顯下降。由於殺蟲劑具有雌激素的作用，會促進乳癌等荷爾蒙相關的癌症發生，如果體內同時有多種不同的殺蟲劑，或伴隨大量酒精的攝取，更會放大這種效應。

重金屬

大多數醫師並沒有將重金屬檢驗放在標準檢驗中。一旦暴露在這些毒素下，毒素進入人體組織中儲存，如果僅進行血液檢驗是難以察覺的。在我們的診所則不然，我們會運用高準確度的毛髮檢驗技術（第7章有進一步說明）為所有新病人篩檢重金屬。由於採取這種篩檢措施，我們發現病患體內各種重金屬濃度不可思議的高。一些特殊職業的牙醫、焊接工和水管工等，體內的重金屬濃度特別高。

大多數人並不知道自己已暴露在這些毒素下。最常見的有毒金屬是汞、鋁、鉛和鎘。重金屬具有雙重毒性，比一般毒素更危險，會損害細胞內部功能，同時也降低排毒機制，造成其他毒素產生比原本更大的傷害。鉛鎘等有毒金屬會抑制酶的生理活性（破壞基礎代謝過程），並增加自由基的生產。暴露於這些金屬下，會造成高血壓、動脈疾病、腎臟疾病和神經問題。

有毒金屬具有兩種危害：

1. 重金屬是致突變物和致癌物，會改變DNA結構或干擾DNA編碼過程，使DNA與細胞間的溝通混亂。有毒金屬也會干擾細胞分裂。例如鎘會在細胞分裂的正常過程中造成巨大干擾，其他同樣會造成重大傷害的金屬為：汞、鈷、銅、鎳、鉛等。
2. 重金屬會取代酶和細胞構造中重要的鋅。

在所有排毒計畫中，第一優先都是要排除有毒金屬。除非人體能夠排除這些金屬，否則其他治療都會相對無效。

鋁

鋁是地殼中含量最豐富的礦物質。地表中的鋁為天然化學狀態，是惰性的氧化形式，緊密結合在一起，因此人體組織無法吸收並進入血液。

直到一百年前，鋁都不具有毒性問題。但自19世紀末以來，工業發明了冶鋁製法，使得廉價的鋁成為普遍用於製作鍋子、罐頭、盤子和食物包裝的金屬。由於在這些產品中處理運用鋁，使鋁變得容易進入我們的飲食中，再移動到人體的細胞中。

由於在人類發育成長的進化過程中，並沒有接觸過如此高濃度的鋁，因此我們也沒有發展出一種可以處理鋁的排毒機制。因此鋁會儲存在人體組織中，等到累積到一定濃度，便會導致各種健康問題。由於我們無法排除鋁，細胞內的鋁濃度會隨著年齡增加。

鋁藉由結合細胞DNA和RNA中的磷酸鹽，改變密碼記憶來破壞細胞。想像一下，在你不知道的情況下，有人偷偷改了你的金融卡密碼，於是你突然不能進入自己的銀行帳戶。DNA是細胞的記憶，當DNA蛋白質轉錄受到干擾時，細胞便無法獲得各種生活運作所需的知識流程。這會導致細胞功能出現「無政府狀態」。鉛所造成的傷害，有時相當於一些腦部的傷害，失去一些儲存的記憶，或忘記多年經驗所累積的一些技巧。金屬導致細胞失去記憶的作用類似，長時間存在的細胞，如大腦中的神經元，看來所受的影響最大。

如果人體中含有高量的鉛，會引起大腦神經元的變化，這很可能與阿茲海默症病人發現的神經原纖維糾纏有關。這種變化通常會導致認知功能下降，神經功能缺陷，造成失去平衡、記憶力喪失、缺乏協調和憂鬱。在鋁中毒的嚴重病例中，還會出現癲癇和失智症。

為了減少暴露於鋁的情況，必須避免一般含有重金屬的產品，包括所有止汗劑、體香劑、制酸劑胃藥和碳酸氣泡水。烹飪煮飯不要用鋁鍋，也不要用鋁箔包裝食物。

鉛

暴露在鉛下，會在不之不覺中導致疾病。鉛金屬會在體內緩慢累積，甚至可以追溯到出生前。藉由食物、水或工作相關的接觸，經年累月之後，鉛會破壞神經和心血管系統。鉛會關閉排毒酶的作用，並阻礙紅血球中的酶，影響紅血球在全身攜帶氧氣的功能。

鉛毒害人類社會已有數千年歷史，直到現代人們才知道鉛的破壞性影響。早期希臘文明使用鉛來製作儲存紅酒的甕，因為鉛的甜味可減輕葡萄酒的酸味。羅馬人則用鉛製作連接的水管及餐具。到了現代近期，鉛是汽油和油漆的成份，直到文件記錄顯示了鉛的危險性。鉛也存於金屬焊料、礦石冶煉廠、鉛水管和接頭，以及上釉的陶器。

古代並不多見暴露於多種毒素的情況，然而到今天，各種毒素卻成為我們日常生活的一部份。在有多種健康問題的人身上，並不難發現一種以上的重金屬。鉛暴露最危險的方面是，鉛會與其他毒素一起作用。例如，鉛會與汞結合，具有很強的破壞性。這是毒性協同作用的一例，即結合的毒素比個別毒素具有更大的作用。

鉛也會與人體內的礦物質以不健康的方式相互作用。礦物質鐵和鈣會增加鉛吸收，吸收的鉛會取代骨骼裡的鈣。一項研究發現，懷孕母體暴露於鉛下，會導致胎兒骨骼中的鈣被鉛所置換，日後更造成幼兒齲齒。缺乏鋅也會增加對鉛的吸收。

我們每日從水、抽菸煙霧、空氣汙染和食物中攝取200微克的鉛。幸運的是，大部分這種鉛不會被人體吸收，而是通過人體並排出。與鋁不同，人體自然的排毒機制能夠處理吸收的鉛，並隨著尿液、汗液和糞便排泄出去。然而，隨著暴露量的增加，已超過這些排毒機制所能處理的極限。

不幸的是，由於鉛污染的徵兆和症狀會造成的不適很常見，容易被誤診為其他疾病，包括便秘、沒胃口，以及手指、腳趾和嘴唇麻木，還有頭痛、顫抖、口中有金屬味、關節痛、神經傳導降低、周圍神經病變（手腳刺痛麻木）、多處髓鞘脫失（多發性硬化症等，神經失去周圍保護的髓鞘）、兒童注意力不集中問題，以及母親暴露鉛導致孩子齲齒。鉛所導致的最常見疾病是動脈粥樣硬化（動脈硬化）、高血壓、神經系統疾病、貧血、腎臟病、學習障礙、紫質症（血液中血紅蛋白代謝疾病）。

汞

汞是自然界中重金屬毒性最強的金屬。牙科汞齊填充物（汞合金）就含有汞，有愈來愈多醫學研究人員認為是造成疾病的一種常見因素，也是人們暴露於汞最主要的來源。一個人如果有多處補牙是用汞齊，每日可吸收汞高達100微克。其他重要來源是魚類、農業用殺真菌劑、油漆、木材、織品防水處理塗料、玩具和化石燃料中的微量元素。

汞毒性首次的記錄是在1860年，當時描述為「瘋帽病」，是毛氈帽匠在加工過程中使用汞所致。1950年代中期，日本熊本縣水俁市附近發生過汞汙染，根據記錄有超過3千個汞中毒病例。1972年，伊拉克發生種子甲基汞汙染事件，造成6千人中毒，5百人死亡。現代，因為南美洲黃金礦工在處理過程使用汞，當地村莊和生態系受到汞的毒化。

低劑量汞中毒的症狀範圍廣泛，包括：觸覺、聽覺、視覺、味覺變得遲鈍，食慾不振，手指、腳趾和嘴唇麻木，口水過多，顫抖，語言障礙，情緒失衡，過度興奮，腎病症候群（腎臟損害造成血液中珍貴的蛋白質流失）。汞毒性也與死產、自然流產、胎兒先天性畸形、精子量減少、染色體異常、性無能、月經紊亂、不孕等有關。

在所有破壞性物質中，以汞對人類的健康傷害最大。對汞傷害最敏感的人體器官是腸、腎和神經系統。汞會破壞細胞內的機制，阻礙代謝功能。汞是一種致突變物（一種會導致細胞DNA改變的物質），也是致癌物，會干擾細胞分裂或複製的能力。由於汞會也會與細胞膜上的硫分子和酶結合，導致細胞受損，如此會明顯干擾粒線體產生能量的作用。汞還會改變DNA的合成，因此干擾免疫功能，連帶造成血腦屏障的混亂。

汞合金的危害 汞用於銀粉補牙材料已有悠久的歷史。有些牙醫使用高銅汞合金補牙材料，與傳統低銅汞合金相比，可釋放5倍的汞。如汞合金變質，汞蒸氣和粒子就會逸出。咀嚼也會使汞合金釋放汞。口腔是高度吸收區，補牙材料的汞和其他金屬逸出，會滲入血液，隨著血液循環散布到全身。研究追蹤汞會流入身體的許多部位中，包括腦、腎、顎骨、胃腸道，也會儲存在身體組織中。

當汞進入大腦和腎臟，會開始破壞組織，症狀與腦部功能相關，如認知能力和情緒的變化，但由於破壞速度很慢，因此難以察覺或評估，但研究顯示這些變化的確逐步進行。研究也顯示，汞會改變腸道菌的平衡，並激起抗生素耐藥性。

經診斷有以下症狀的病人，應進行汞毒性篩檢：

- 扁平苔蘚
- 白內障
- 運動引起的呼吸短促（過敏反應）
- 激素功能障礙
- 腎臟發炎（腎小球腎炎）
- 自體免疫疾病
- IV型免疫反應
- 多發性硬化症

- 紫質症
- 頭痛
- 失智症
- 神經系統疾病
- 腎臟疾病
- 原發性高血壓

此外，罹患以下慢性症狀的人，也應進行汞毒性篩檢：

- 食慾不振
- 腸道菌改變
- 憂鬱症
- 記憶喪失
- 腺體腫脹
- 噁心
- 失眠
- 腹瀉
- 憂鬱
- 牙齦疾病
- 易怒
- 疲勞
- 頭痛

如果你有汞合金補牙填充物，這裡有一些值得注意的重點。

1. 避免嚼口香糖。咀嚼會使汞合金釋放汞的速度增加20倍。嚼口香糖以後，呼出氣體的汞濃度則高達每立方米87微克。

2. 定期補充嗜酸乳酸桿菌。更多資料見第8章。
3. 如果你已懷孕，不要用銀粉補牙，也不要拿掉已經在你嘴裡的銀粉。等到生產以後並結束哺乳，再來處理銀粉。
4. 如果你的神經問題經過西醫長期治療一直都沒有好轉，請到牙科將你的牙齒補牙銀粉全部清除乾淨。銀粉補牙位置愈多，面積愈大，腦組織的汞濃度愈高。此外，如果你有任何慢性免疫問題，也要清除銀粉。含汞的補牙材料會削減免疫系統功能。
5. 如果你想要清除牙齒裡的汞合金補牙材料，請務必找到合格的生物能牙醫（biological dentistry）。例如國際生物能牙醫藥學會（International Academy of Biological Dentistry & Medicine, IABDM）、國際口腔醫學與毒物學會（International Academy of Oral Medicine and Toxicology, IAOMT），或在當地搜尋「生物能牙醫」。參考書籍有《慢性汞中毒》（Chronic Mercury Toxicity by H.L. "Sam" Queen）。

接觸到汞時，除了當下，汞不會停留在血液中，但會被儲存在細胞內。低濃度汞的慢性中毒不容易察覺，也很難檢測。如果懷疑有汞中毒，無論是因為含汞的補牙材料，或工業、環境、飲食暴露，都可用頭皮、頭髮採樣檢測。另一種檢測汞的方法是用唾液。藉由收集唾液樣本，可準確測量含汞補牙材料的汞釋放量與汞攝取總量。

現在你已經知道導致中毒的原因，接下來你需要認識最先進的技術，以檢測你所中的是什麼毒素，必要時才能確認毒害你身體的毒素，減輕人體排毒機制的負擔。我們將在下一章中介紹目前的毒性檢測技術。

第 7 章

善用醫事檢驗所，早期預警

- 常規化學篩檢
- 酸／鹼 pH 檢驗
- 檢驗所的「新」方法
- 重金屬檢驗
- 肝臟解毒功能分析
- 氧化壓力測試
- 腸道通透性測試
- 腸胃道系統綜合分析 CDSA 和寄生蟲學
- 食物過敏測試
- 排除性激發檢驗
- 有機酸分析
- 胺基酸分析
- 維生素和礦物質化驗
- 荷爾蒙值分析
- 必需脂肪酸分析

EcoTox排毒計畫為你提供有效的治療計畫，亦可自行實施。目前檢驗所檢驗有許多都可幫助你改善個人的排毒計畫。你可執行這些排毒計畫，無須進行檢驗，但這些檢驗如同其他有益健康的方式，都能讓你在執行排毒策略時更具有自信，準確度也提高。在這第7章中，我們將逐一認識這些檢驗特定毒性症狀及排毒問題的各種檢驗所檢驗項目。

檢驗所檢驗能夠準確發覺本質不良的器官功能，並找出有失衡問題的部位，這些都可能是疾病的根本原因。運用診斷性的檢驗，不但能找出運作功能不良的器官，也可預防疾病於未然。如果你已經生病，這些檢驗還可發現一般檢查所無法發現的器官功能不良情形。

你可自己主動付費進行這些檢驗，詢問醫師以了解費用等訊息。如果你的醫師並不是很了解進行這些檢驗的檢驗所，不妨嘗試諮詢具與自然療法或排毒醫學知識的醫師。有些檢驗方法甚至在家中就可自行操作，但其他必須由受過專業訓練的醫學檢驗人員執行。交給專業人員盡行檢驗，你可對個人病情的本質有更深入的了解。在進行排毒療法之前做這些檢驗，可得到數據改善的記錄，你可清楚看見排毒療法是一種有效的醫療策略。本章所提到的所有檢驗方式，都可查詢美國臨床醫學檢驗所——大煙山診斷檢驗檢驗所（Great Smokies Diagnostic Laboratory），另外你也可向當地醫師詢問轉介。

常規化學篩檢

你可要求醫師進行一次完整的血液化學檢驗，然後告知你結果。以下提供資料，幫助你解讀血液檢驗報告。

SGOT（**血清天門冬胺酸轉化酶**），**又稱為**GOT、AST（**天門冬胺酸轉胺酶**）。SGPT（**血清胺基丙酮轉化酶**），**又稱為**GPT、ALT（**麩丙酮酸轉胺酶**）。這些肝臟酶是肝臟中細胞受損的標誌，可大致評估肝功能的情況。請注意較高的數值。肝臟酶正常應偏低。正常範圍是0到40 IU／L，但比較好是在30 IU／L以下。菸鹼酸、維生素A、酒精、肝臟疾病和癌症轉移等因素，會提高SGOT值和SGPT值。

膽紅素（Bilirubin）。膽紅素是血紅蛋白（血紅素）代謝的副產物，是在紅血球中攜帶氧氣的分子。當肝臟生病時，會失去處理膽紅素的能力，膽紅素的累積會造成眼睛和皮膚顏色發黃。膽紅素數值過高出現於肝受損（肝炎和傳染性單核球增多症）、膽道阻塞（腫瘤和結石）、溶血症及長期斷食。

鈣（Calcium）。理想的人體鈣離子正常值是10 mg％。鈣數值高表示可能酒精、糖、咖啡、維生素A和D等過量，以及甲狀腺功能亢進症、癌症腫瘤、骨質疏鬆症和藥物治療（噻嗪類利尿劑thiazide、雌激素、甲狀腺功能亢進症）。鈣離子數值低，原因包括副甲狀腺功能低下症、抗癲癇症藥物、鈣吸收不良、慢性腎臟疾病等。

磷（Phosphorus）。理想的磷為4 mg％。我們觀察到，低磷值是由發炎和飲食不均衡所引起。如果抽血以後置放太久才檢驗，也可能會有較高磷值。其他原因還有副甲狀腺功能低下症、維生素D過量、骨骼問題（佩吉特氏病和骨折癒合）、愛迪生氏症、鎂缺乏、飲食問題（過度攝取精製食物和汽水等高磷酸飲料）。

尿酸（UricAcid）。血中尿酸值過高，最常見的原因是吃太多肉和喝太多酒。尿酸過多會在關節位置累積形成結晶關節，引起痛風症狀。血中尿酸值也會因菸鹼酸、高蛋白飲食、魚、紅酒和斷食而升高。由於斷食會造成血中尿酸結晶分解，可能會導致斷食性的痛風發作。每天喝約1公升櫻桃汁，可降低尿酸值。有心血管疾病的老年男性，如果飲食攝取較多肉類，加上服用高血壓藥物，較有高尿酸值風險。鉛中毒病人和節食者也可能有高尿酸值。尿酸值正常範圍為3到7.6 mg／dl（毫克／分公升），但理想值要低於6.2 mg／dl。

血中尿素氮ＢＵＮ。膳食蛋白質會增加血中尿素氮10至20 mg／dl。全素飲食（不吃肉類、雞蛋或乳製品）會降低血中尿素氮，有益腎臟。腎病症候群（一種腎臟疾病）會使ＢＵＮ數值高，難以降低。

理想範圍是10到18 mg／dl。若超過20 mg／dl，表示可能開始有腎臟疾病。50到150 mg／dl表示有嚴重的腎臟疾病。150～250 mg／dl，必定有嚴重的腎小球功能受損。慢性腎臟疾病的情況，醫師通常會用BUN數值作為尿毒症指標，比肌酸酐數值更準確。

肌酸酐（Creatinine）。肌酸酐是用來檢驗腎臟是否健康。肌酸酐若有增加的情形，表示為肉類飲食過度、過度運動導致肌肉受到破壞、腎臟疾病、痛風等。肌酸酐檢驗有必要進行快速化學物篩檢，因為含肉類的飲食會增加肌酸酐值。肌酸酐值會因腎功能不良而增加。想要減少肌酸酐值，飲食就要注意減少蛋白質份量。肌酸酐值升高的病患，應審慎評估是否可接受EDTA（乙二胺四乙酸）螯合療法。肌酸酐值的健康範圍介於0.8至1.1 mg／dl。

膽固醇（Cholesterol）。膽固醇值會因為咖啡、糖、維生素D毒性和膳食飽和脂肪而升高。運動和減重可降低膽固醇。膽固醇值的理想範圍從150到225 mg／dl，差異甚大，以狩獵採集維生的原始部落民族，膽固醇值通常低於180 mg／dl。

空腹血糖（Fasting BloodSugar）。飲食中含有大量精製碳水化合物，維生素C和菸鹼酸，會增加血糖值。血糖值超過90 mg／dl會產生問題。含有精製碳水化合物較少的飲食，富含水溶性纖維（水果／果膠和豆類）飲食，減重（改善胰島素敏感性）和運動，都可降低血糖值。

鐵蛋白（Ferritin）。人體內的鐵值的高低，可用這種易於進行的檢驗得到結果。低鐵儲存使人們容易引起貧血，而高鐵儲存則表示有動脈粥樣硬化高風險。大多數運動員所用的鐵蛋白值理想範圍是45到90 ug／1（微克／公升），18至45一般認為較低。低於18 ug／1則會有臨床病徵。一般認為血清鐵蛋白值過高是指超過１５０ ug／1。在一項研究中，若男性血清鐵蛋白值大於２００ ug／1，急性心肌梗的風險亦增為2.2倍。

酸／鹼pH檢驗

想要檢查腎臟和肝臟良個主要排毒器官是否健康，檢驗尿液和唾液的pH值是最好的辦法。我在維多利亞診所用的是一種特殊的藥劑，可得到非常精確的pH值，但你在家中也可以得到很好的pH值檢驗結果。西方飲食和環境毒素往往會降低人體的pH值，因此偏向酸性，結果人體為了要緩衝這種不良環境，會造成鈣質從尿液中流失。其他降低pH值的因子包括體內發炎、氧化壓力、牛奶和肉。而增加pH值的飲食包括雞蛋、家禽、乳清蛋白、蔬菜水果。

以下的方式可用來在家檢驗自己身體的pH值，利用唾液和尿液：

1. 檢驗唾液pH值前，先吞口水數次。

2. 將一些唾液吐在湯匙上，用pH試紙沾取唾液。30秒後，比對試紙的顏色。以相同的方式檢驗尿液，將尿液標本放入乾淨的瓶子中，用pH試紙沾取尿液。

pH值	理想	臨界值
高酸血症風險	7.0～7.5	7.0～7.5
酸血症	6.5	6.0～6.5
危險值	小於6.0	小於5.5
高鹼血症風險	小於5.5	小於4.5
唾液	小於5.5	
尿液	大於8.0	大於8.0

在排毒前一週、排毒中、排毒後一週，分別檢驗你的唾液和尿液pH值。如果你看到pH值變成正常範圍，特別是關節炎等慢性病逐漸康復的同時，你會很高興。

檢驗所的「新」方法

許多本章所探討的檢驗方式，由許多快速發展的營養生化領域的先驅檢驗所所開發。這些檢驗所遍布北美，但主流西醫並未接受所有的檢驗方式，所以你的醫師可能不見得都知道。本章所介紹的檢驗方式都已經過仔細研究，其中許多也在商業醫療保險和健保範圍內，但相對來說仍屬於新的檢驗方式，主流西醫可能需要幾十年才能整合這些新科學。如果你無法自己購買某項檢驗，不妨要求醫師協助，或找一位懂得排毒和自然療法醫學的醫師。在美國，由於某些醫療保險由HMO（健康維護組織，商業醫療保險與醫療組織的合作團體）所承攬，因此如果你的醫療保險屬於這一類，可能必須自費購買這些檢驗。

大多數這種檢驗所都有受過專業訓練的工作人員，可與醫師討論結果，教導他們如何運用排毒原則和功能醫學。為了協助解讀檢驗結果，我們強烈建議請你的醫師打電話給檢驗所。

一些檢驗所開始進行大眾行銷，讓消費者能夠購買自己認為重要的檢驗。例如，大煙山檢驗所（Great Smokies Diagnostic，近年已改名為「熱那亞檢驗所」Genova Diagnostics）有頭髮礦物質分析和唾液激素檢驗組合，可在當地藥房或網路上購買。做完這些檢驗，你可更清楚自己的健康狀況。本章的重點在於解說一些常見的重要檢驗。

儘管我們強調並鼓勵個人要主導自己的醫療，但有時亦需要聽取醫療保健專業人士的意見。本章所概述的檢驗範圍，需要具有豐富經驗的人來帶領你的探索。個人的生物化學既複雜又獨特，想要釐清什麼地方有問題，簡直就像在乾草堆裡找一根針。想要設計出一套適合個人的排毒療法，你必須要進行數種不同的組合檢驗方式，以及一位經過訓練的專業人員。

最後，如果你感覺有什麼不舒服，請記得，一定有一個真正的原因。EcoTox排毒計畫是一種可以解決你健康問題的方法。如果你進行排毒計畫一週，還沒有得到想要的結果，並不代表排毒計畫失敗，而是你的問題可能需要由富有經驗的排毒醫學醫師，設計更深度專門的治療措施。也請記住，在你進行EcoTox計畫7日後，經過體內淨化，之後的數週你仍然繼續受益，特別是為了減少有毒物暴露和累積，而決定改變飲食和生活習慣的人。所以如果你在執行本書的排毒計畫之後，依然感到不適，但還沒去看原來的醫師，不妨試試其他傳統的療法。

重金屬檢驗

在你考慮任何特定的診斷性檢驗方式之前，例如腸道通透性檢驗，我們建議請先評估身體所負荷的重金屬（見第6章）。最常見的重金屬是鎘、鉛、汞、鋁和鎳等，許多我們的病人從未懷疑過自己在職業上有這些重金屬暴露的問題，結果卻發現自己體內有不少這些重金屬。

人體的礦物質佔總體重的4％。人體所具有最多的礦物質，稱為主要營養素，包括：鈣、鉀、硫、磷和鈉。微量營養素則是人體中所發現的較低濃度礦物質，包括：鎂、鉻、錳、鉬、鋅、釩、硒和鋰。主要營養素和微量營養素等礦物質，是人體健康所必須的。缺乏這些礦物質，人體免疫力和能量生產系統就無法正常運作，造成康復能力的減損。

不幸的是，這些微量和主要營養素會被重金屬模仿而取代。人體因為無法分辨這些危險的毒素，因此上了當，例如鉛可模仿鈣，人體就會將鉛儲存在骨骼內，造成骨骼結構的衰弱。正如我們在前一章中探討的，懷孕的母體若暴露於鉛下，生下來的孩子通常牙齒結構衰弱，齲齒較多。重金屬也會與一些礦物質競爭，使細胞內許多酶反應發生混亂。

第一步：毛髮檢驗

毛髮檢驗是一種簡單的重金屬檢驗，可得到非常可靠的訊息，這個方法提供礦物質失衡與重金屬毒性一個初步又便宜的篩選。當頭髮在頭皮內部發育時，會暴露於血液、淋巴液和細胞內液，因此使得毛囊中的礦物質含量與身體組織的礦物質密切相關。有毒金屬在頭髮的累積，比血液中要快數百倍，因此可為檢驗人體系統中的有毒重金屬，提供早期的預警工具。

在檢驗中，要剪下背後脖子和其他幾個位置的毛髮。頭髮則是取距離頭皮約5公分的一段，因為這部分頭髮的毛鱗片儲存了過去3個月的訊息。染髮、燙髮或以其他化學方式處理過頭髮的人，必須等待頭髮生長變長至少5公分，才能取這一段未經處理的頭髮來檢驗，或是確實告知檢驗所你做頭髮所使用的化學產品究竟是什麼。例如，一些頭皮屑洗髮精含有大量硒，因此可忽略頭髮檢驗結果的硒值。

毛髮檢驗是一種初步的篩選工具。若檢驗結果顯示有不平衡的現象，應經由專業醫療保健人員做更徹底的檢驗。

第二步：尿液元素分析

如果你的毛髮檢驗顯示體內有毒性金屬堆積，下一步應經由醫師進行尿液元素分析。此檢驗可提供你體內的鉛、鎘、鎳、汞、砷、鈹和鋁相關的診斷訊息。這個檢驗在排毒計畫中，也用來監測排泄在尿液中的金屬量。

在我們的診所，需要確認重金屬毒性的病人，會透過靜脈注射螯合藥物，以結合這些金屬，有助排出體外。收集二十四小時尿液，搖勻後記錄體積，然後保存一部分進行分析。病人在家中將樣本交寄給快遞公司，送到檢驗所，經測量尿液中的各種金屬之後，以確定是否需要進一步治療。

肝臟解毒功能分析

正如我們所見，肝臟是人體內毒性物質的重要代謝器官。大多數藥物、酒、殺蟲劑、食品添加物，以及幾乎所有食物，都會通過肝臟的過濾系統。一種稱為「肝臟解毒功能分析」的檢驗所檢驗，可確定你的肝臟排毒路徑作用是否良好。檢驗時，需服用少量會降低肝功能的物質，如乙醯胺酚、咖啡因和阿司匹靈，然後採樣你的尿液，測量代謝物，也就是肝臟分解這些物質所產生的有機化合物。

各種藥物、食物和外來物質（異生素）的不同排毒路徑，都會為你所受到的影響提供資料。例如，若檢驗所檢驗發現第一週期排毒酶有過度負荷的情形，表示自由基的產生有升高的可能，進而造成發炎性疾病和癌症的風險也跟著升高。

另一種測量肝臟排毒路徑的方法，是藉由測定尿液中的葡萄糖醛酸和硫醚尿酸（mercapturic acid）。葡萄糖醛酸是第一週期排毒路徑的普遍性標誌，藉由檢驗葡萄糖醛酸，我們可發現有外來物質的存在，包括殺蟲劑、除草劑、殺菌劑、石化產品和飲酒過量。

硫醚尿酸代表的是穀胱甘肽共軛結合作用，這是第二週期的排毒路徑。無法攝取咖啡因、阿司匹靈或乙醯胺基酚的人，可進行這種檢驗。

氧化壓力測試

氧化壓力測試，可測量你的身體抵抗氧化自由基的損害。例如，第一週期的排毒，會產生自由基，這些自由基會在第二週期中進一步分解，最終排出人體。但是，如果有第一週期排毒速度過快，和（或）第二週期路徑阻塞，由於排毒作用不良，這些副產品就可能對你的器官有很大的傷害。

氧化壓力測試可幫助確認排毒不良的損害狀況。受試者服用咖啡因、阿斯匹靈等物質，然後測量穀胱甘肽值、過氧化脂質和氫氧自由基等標誌物的變化。穀胱甘肽是最具抗氧化物活性的物質之一，保護我們免受自由基的傷害，因為穀胱甘肽可使氧化的維生素E和C再生。穀胱甘肽也是維持紅血球的重要物質，可增強免疫功能，還可以排除一些重金屬、藥物、細菌毒素。穀胱甘肽在血液中的濃度，一直是人體總穀胱甘肽值最可靠的指標之一。人體大部分的穀胱甘肽都由肝臟所製造，然後輸出到血液中。

氧化壓力測試還可用來檢驗人體內過氧化脂質和氫氧自由基，這兩種物質已知與自由基對細胞膜的傷害有關。

腸道通透性測試

正如我們在第四章中所討論過的，人體大部分消化活動和吸收的營養物質進入血液，是在腸道中發生。如果將腸道完全攤開，總面積可覆蓋一個網球場。腸壁的厚度只有眼皮那麼厚，因此為了維持腸膜的完整性，修復任何傷害，因此腸道大而脆弱的表面細胞，每隔三到五天就會完全更新一次。壓力、毒性負荷過重、藥物、酒精濫用、腸道生態改變、抽菸、飲食不均衡和疾病，都抑制腸道細胞修復和更新的作用，最後導致「腸漏症候群」，或稱腸道通透性（見第4章）。

腸道通透性測試可確定你的腸道是否有這種情形，也可檢測是否有營養物質吸收不良的情形。最常見的腸道通透性測試，稱為「乳果糖／甘露醇測試」。乳果糖和甘露醇是水溶性糖分子，人體不能分解。甘露醇是一種容易被吸收的小分子，因此會在尿液中看到大量的甘露醇排出。但乳果糖則是一種不容易被吸收的大分子，因此尿液中鮮少會檢測到。健康的人會有高甘露醇和低乳果糖值，但腸道通透性增加的人，則可能測到很高的甘露醇和乳果糖值。吸收力差的人，則尿液中顯示這兩種物質的值都會很低。

所有醫師都可協助你選購這種測試。測試時一部分要在家中完成，首先你在家中收集隨機尿液樣本，然後再服用乳果糖／甘露醇測試液，接下來6小時收集尿液。兩份尿液樣本一起送到檢驗所進行分析。這個測試可用於診斷和監測你的治療效果。

腸胃道系統綜合分析（CDSA）和寄生蟲學

腸胃道系統綜合分析（CDSA）是一項非常重要的功能性測試，可藉由檢查糞便了解消化系統的運作狀況。即：

- 腸道消化食物是否良好
- 如何透過糞便排除有毒廢物
- 腸道中有多少好菌
- 是否存在不健康或致病細菌
- 是否存在念珠菌（酵母菌）
- 大腸細胞是否健康
- 免疫系統是否能夠維持消化道運作

腸道細菌失衡會產生毒素，造成組織發炎和刺激。如果發現會引起疾病的細菌或真菌，這種全面培養檢驗的檢驗所，有助確定哪些藥物和自然物質是對你最有效的治療方法。

腸道寄生蟲是世界最普遍的疾病，甚至北美州也一樣。我們以為長大以後就不再受這種健康問題的影響，認為寄生蟲感染是屬於第三世界國家的問題。但是，北美州已發現超過130種腸道寄生蟲。

寄生蟲感染的常見症狀包括排氣、脹氣、腹瀉、疲勞、關節和肌肉痠痛、搔癢、發疹、疼痛、睡眠紊亂、不明原因發熱、無故體重減輕、直腸出血。專精寄生蟲學的檢驗所，經常會發現其他檢驗所所沒有發現或發現不到的寄生蟲。為了確定你體內沒有寄生蟲，必須完成大部分檢驗所所依賴的隨機樣本8種檢驗方式。服用輕瀉劑刺激引發腹瀉，使檢驗所能夠找到大多寄生在大腸中的寄生蟲。一些生活在黏液中的寄生蟲，最容易以直腸拭子（棉花棒進入肛門採樣）發現。

寄生蟲感染

雖然你不一定需要檢驗所檢驗才能受益於排毒，但這些有助探究健康問題原因的檢驗，卻似乎與西醫療法不相容。我們最近治療的是一位診斷為腸躁症候群的男性。他因此瘦了大約10公斤，並且腹瀉、大便有血、過度疲勞、胃痙攣，病情持續了幾個月，沒有改善。他的醫師做過所有常規胃腸檢驗，但沒有不正常，只是開消炎藥物來幫助發炎組織的治療。經過幾個星期，病情仍然沒有改善。

他來到我們的診所，我們為他作CDSA檢驗，看看是否有寄生蟲和卵，結果檢驗出來有一種阿米巴原蟲，還有兩種可能導致腹瀉和痙攣的細菌。這種範圍廣泛的腸道檢驗告訴我們，病人體內有多種腸道病原體存在，這種情形並不少見。這就是為什麼在慢性消化難症的病例中，我們通常會額外要求病人進行CDSA檢驗時，同時也檢驗寄生蟲和卵。

在這位男性等病例中，我們通常會推薦木瓜蛋白酶來治療寄生蟲（見第8章）。EcoTox計畫制治療腸道細菌感染，用的方法是額外添加高劑量的嗜酸乳酸桿菌（Lactobacillus acidophilus，俗稱A菌）、比菲德氏菌（L. bifidus，俗稱B菌）。我們通常也會建議補充金印草（Goldenseal）：一天3次，一次兩顆膠囊，持續一週。經過適當治療，這位男性病人在三週內逐漸感覺變好，甚至他覺得多年來從未感覺如此好過。

在醫師指導下，你可用寄生蟲家庭檢驗工具包來收集1至4份糞便樣本，作為CDSA檢驗的一部分。使用直腸拭子檢驗直腸黏液中的寄生蟲，必須到醫院診所在醫師監督下進行。

食物過敏測試

食物過敏和敏感性，在各種健康問題中，扮演著重要角色。食物過敏可能遺傳自父母，或是由腸道感染，甚至壓力所引起。一旦食物過敏，在腸道細胞膜引起的慢性發炎及食物蛋白滲漏到血液中，會導致嚴重的健康問題。排毒計畫很有幫助，但想要真正治療，必須找出你對哪些食物過敏，將這些飲食排除4到6個月。在這段期間，你的免疫和消化系統可恢復正常，以後你甚至對其中一些食物不會再過敏。

然而，只有一小部份的人真正罹患食物過敏，許多人其實只是食物敏感性（易與食物過敏混淆）。真正的食物過敏是一種 IgE 抗體所引起。想要知道食物過敏的源頭，必須根據經驗，知道自己蕁麻疹發作是因為吃了蝦子或草莓，或腹瀉是因為奶製品等。

【病患案例】

有時你無法避免與食物過敏原接觸，特別是當這些過敏原是組成你生活方式的一部份。然而排毒可使你的食物過敏比較輕鬆。湯姆是一家麵包店的老闆，不過很諷刺的是，他患有嚴重的小麥過敏。他的過敏反應主要表現為發疹，醫師診斷為濕疹，症狀包括皮膚發紅、搔癢和腫脹，令人非常不舒服。由於職業關係，他等於時時暴露於小麥，過敏讓他過得生不如死。我們與湯姆合作，一起製作了一份飲食和營養補充劑的治療計畫。漸漸地，他對小麥的過敏和伴隨的反應減輕了，雖然食物過敏並沒有徹底消失，因為可能是基因遺傳所造成，但他知道自己的過敏反應可藉由排毒醫學來改善。

另一方面我們也知道，食物敏感性是延遲性的超敏反應。延遲反應的確切意義是指，今天吃了某個東西，明天就產生偏頭痛，或睡醒感覺昏沉、疲倦，或眼睛產生眼袋。這些延遲的反應日後可成為各種症狀和健康問題的潛在原因（例如關節炎），其中很多你不會懷疑其實是與食物過敏有關。延遲的反應，會引發人體產生 IgG 抗體。IgG 抗體會刺激免疫系統，造成人體各部位的發炎反應。

表7—1統整許多可能代表食物敏感性的症狀。

IgE 和 IgG 血液檢驗

許多醫師只檢驗免疫球蛋白E（IgE）反應。如果只作 IgE 檢驗，會測不到一些食物反應。所以除了檢驗 IgE，還必須檢驗免疫球蛋白G（IgG），你才能知道你對哪些食物真的有過敏，哪些則是敏感。在這個試驗中，必須抽血送到檢驗所進行檢驗。你的血液會分別放入已置有抗體和過敏食物的檢驗容器中，然後由檢驗所檢驗人員測量並確認每種食物的抗體反應程度。

這種檢驗有時呈現的是你最近比較多吃的飲食。例如，如果你知道自己不能吃乳製品和雞蛋，所以你從不吃，因此血液檢驗中會顯示無反應，因為你長時間都沒有吃這些產品。由於這種檢驗驗的是延遲的過敏感性，偶爾你吃了一種食物，卻沒有注意到會引起症狀，會立刻檢驗出來。富有經驗的臨床醫師可幫助你解讀檢驗結果。

表 7-1 食物與環境敏感性的症狀

注意：以下症狀可能來自許多不同的健康狀況，需要醫師專業評估才能發現這些症狀的來源，並確定是否確實屬於食物敏感性。

受影響的區域	症狀
頭	慢性頭痛、偏頭痛、失眠、暈眩
嘴和喉嚨	咳嗽、喉嚨痛、聲音嘶啞、腫脹和疼痛、窒息感、經常清理喉嚨、牙齦嘴唇舌頭痛
眼睛、耳朵和鼻子	流鼻涕或鼻塞、滴鼻涕、耳鳴、視力模糊、鼻竇問題、眼睛流淚發癢、耳內感染、聽力受損、打噴嚏不止、花粉過敏、痰分泌過多、黑眼圈、眼皮紅腫或過黏睜不開
心臟和肺	心跳不規則（心悸、心律不整）、氣喘、心跳快、胸痛瘀血、支氣管炎、呼吸淺短、呼吸困難
胃腸道	噁心嘔吐、便秘、腹瀉、腸躁症候群、貧血、脹氣、放屁、胃痛、抽筋、胃灼熱
皮膚	蕁麻疹、發疹、牛皮癬、濕疹、皮膚乾燥、過度排汗、痤瘡、脫髮、眼睛周圍紅腫痛
肌肉和關節	全身無力、肌肉／關節疼痛、關節炎、腫脹、僵硬
能量和活動	疲勞、憂鬱、頭腦遲鈍和記憶喪失、工作難以完成、冷漠、過動、靜不下來
情緒和心理	情緒上下波動、焦慮、緊張、恐懼、神經質、生氣、易怒、挑釁行為、暴飲暴食、對飲食渴望增加、憂鬱、困惑、理解力差、注意力不集中、學習困難
整體	體重過重或過輕、水腫、暈眩、失眠、生殖器搔癢、頻尿
兒童*	注意力缺陷障礙、行為問題、學習問題、反覆耳部感染

*一般經常不認為這些問題與食物敏感性有關。具有這些問題的兒童，將受益於食物評估和環境過敏性測試。

資料來源：*Digestive Wellness* by E. Lipski（New Canaan, CT: Keats Publishing, 1996）。

排除性激發檢驗

食物過敏的血液檢驗，最好與一種你可以在家自己進行的檢驗搭配運用，這種檢驗稱為：排除性激發檢驗（Elitnination Provocation Testing）。這種檢驗很容易與你的排毒計畫搭配。由於你在排毒期間吃的是低過敏原飲食，你所要做的就是每過兩三天增加一種食物，然後評估你的感覺，並將飲食內容和你的感覺仔細記錄下來。通常情況下，經過4至6天的排毒飲食，你許多症狀會消失。藉由逐漸把食物加回來，你很容易看出哪些食物會引發症狀。這樣做需要堅持和毅力，但就發現你的食物敏感性而言，這樣的檢驗可謂最準確。

小麥是一種常見的刺激物。如果你正在測試自己的小麥敏感性，建議你吃壓碎或壓扁的小麥，最好是選有機的。每天吃兩3次，吃兩日以後，仔細觀察自己第二天和第三天的感受各有什麼不同。如果你覺得自己出現症狀，請至少將小麥從飲食中排除4天，過了以後再測試。有時一種食物必須經過3次測驗才能確定。究竟出問題的是小麥，還是花粉症？或者你只是剛好身體不舒服？或者其實是因為昨天去餐館吃飯造成的？仔細分析調查，這樣做是值得的。

有機酸分析

在傳統西醫中，有機酸分析僅用於評估新生兒出現嚴重的代謝性疾病。然而近來卻發現，有其他幾種有機酸化合物，可用於檢驗營養不良和微生物感染。其中最著名的是「同胱胺酸」（homocysteine）和「甲基丙二酸」（methylmalonic acid; MMA）。

克氏（檸檬酸）循環是一種產生ATP（能量）的生化過程，發生於細胞內的粒線體。測量有機酸，可決定克氏循環產生ATP的效果好壞。已知特定的營養素和酶可促進克氏循環循環的步驟，這就是為什麼有機酸測試對所有產生能量即度過低的人來說非常有用，如疲勞症候群的慢性病人。一些特定的毒性症候群，也會用有機酸分析來診斷。

檢驗有機酸，以偵測真菌生長過度和腸道生態失調（腸道內細菌過度繁殖），也可用於測量你的身體對付毒素的能力，並確定你的身體是否能夠良好利用葡萄糖和肉鹼、色胺酸等胺基酸。

有機酸分析必須由醫師提出，這是一種利用尿液的檢驗。但醫師解讀有機酸分析結果，有時會需要合格的生化學家顧問的幫助。

胺基酸分析

胺基酸是建造蛋白質的基本原料。蛋白質主要用於細胞、組織、免疫系統的維護和修復。由於遺傳變異或環境因素的影響，有些人在一生中難以從飲食中吸收特定的胺基酸，或生產非必需胺基酸（意思是可由身體所製造，而不是源自飲食的胺基酸）。因此造成胺基酸出現有些過多，有些過少的情形。胺基酸量多量少的變化，對於運動傷害、睡眠障礙、思考和記憶問題，以及兒童缺乏注意力障礙等的影響很大。

在排毒醫學中，我們會測量尿液和血液中的胺基酸是否平衡適當，以祈使每個細胞的排毒機制能順利運作。胺基酸測試也可確定你的飲食是否提供足夠的蛋白質，並有助診斷是否有維生素和礦物質缺乏的情形。胺基酸測試也可提供肝、腎臟功能的相關訊息。

如果健康問題是長期的，尿液檢驗是最好的檢驗方法之一，方法是收集24小時尿液樣本。血液檢驗則是用於近期出現的症狀，以及測量目前的胺基酸值。

維生素和礦物質化驗

傳統西醫的血液生化分析，提供一些維生素和礦物質在血液中含量的訊息，包括鈉、鉀、鈣、磷、維生素B_{12}等。不幸的是，這些營養素在血清的含量，並不能呈現完整的營養需求。想要檢查維生素和礦物質含量，最準確的方法是進行以下的檢驗：測量白血球、紅血球和生產特定營養素所需要的酶，這些檢驗對於你的體內所有的營養素，可提供更準確的呈現。

許多檢驗所都提供複雜的維生素和礦物質狀況的分析，可呈現個體的營養素含量是否充足。這些測試並不很貴，任何人有慢性病的人都可做這些檢驗。在執行螯合療法時，也應小心監控維生素和礦物質的狀況。螯合藥物在人體中所吸收的不僅是有毒金屬，也會吸收有益健康的營養物質，因此監控營養值，有助你和你的保健醫師製定營養素補充計畫。

荷爾蒙值分析

荷爾蒙（激素）將訊息傳遞給細胞進行新陳代謝。當我們的荷爾蒙平衡時，感覺很好。等到荷爾蒙失去平衡，我們會感到筋疲力盡、心情低落、免疫功能變差，有時還會有性問題。即使我們平時沒有吃太多，也會變胖。肝臟排毒作用不良會改變血液中荷爾蒙的健康平衡，因荷爾蒙是由肝臟進行分解。肝功能不良，荷爾蒙的分解速率也會跟著降低。

荷爾蒙依照連結方式可分為兩種，一種是連結型，一種是游離型。連結型的荷爾蒙不活化，游離型荷爾蒙可經由唾液準確測量。唾液中的游離型荷爾蒙很容易通過細胞膜，但血液中的連結型荷爾蒙不能。常規血液荷爾蒙檢測，可檢測所有的荷爾蒙，包括連結型和游離型荷爾蒙。檢測唾液中的游離型荷爾蒙，可更準確地掌握完整的狀況。

例如，一種典型的唾液荷爾蒙測試，可篩選腎上腺素、皮質醇和ＤＨＥＡ，每日需檢查唾液值４次。這些測試的結果與血液中的荷爾蒙值為正相關，非常有助確定ＤＨＥＡ是否需要補充。ＤＨＥＡ值較低的人，多為慢性疲勞症候群病人、紅斑性狼瘡、關節炎、失眠、高血壓、阿茲海默症、癌症、心臟病以及幾乎所有與老化有關的疾病病人。

男性和女性荷爾蒙是評估性功能障礙、生育問題、月經週期、更年期問題、男性前列腺和陽痿問題等很好的工具，性荷爾蒙失去平衡，還可能會引起情緒和行為的顯著變化。失眠和癲癇症病人，則可考慮檢驗褪黑激素值。在這些荷爾蒙檢驗中，有些不需透過醫師來安排。

必需脂肪酸分析

我們聽過許多關於限制脂肪攝取的健康益處，然而其實同時有許多人都是脂肪酸攝取不良。人類每天需要從飲食中攝取大約30公克的必需脂肪酸。這些脂質對細胞膜、腦功能、神經系統、生殖系統、兒童生長和心血管疾病功能等健康，都是不可或缺的。我們吃的脂肪足夠，甚至太多，但卻吃得不正確。我們的飲食經常含有過多反式脂肪（對健康有害）和ω-6脂肪酸，卻缺乏ω-3脂肪酸。ω-6和ω-3這兩種脂肪酸，必須要有正確的存在比例；ω-6脂肪酸與ω-3脂肪的正確比例為4：1。

必需脂肪酸的血液測試，可告訴你是否有ω-3和ω-6脂肪酸缺乏或過量的情形，也可測量你的反式脂肪酸值，並確定你是否有足夠的GLA（γ亞麻酸）、EPA（二十碳五烯酸），和DHA（二十二碳六烯酸）。

慢性毒性症候群若有脂肪酸缺乏的情形，則可能惡化。當脂肪酸的平衡受到干擾時，細胞膜功能也會受影響。每當我們為罹患任何神經毒性症候群的病人評估排毒時，都要做脂肪酸值檢驗，以確保病人的身體有能力修復細胞膜損害。

此檢驗也對任何患有慢性疾病或發炎性疾病病人有益。

本章所討論的檢驗及其他檢驗，可幫助你發現自己健康問題所潛藏的真實原因，代表著一種新的思考方式，尋找不一定具有固定名稱的健康問題，或是已知疾病的前兆。在功能性醫學中，你的感覺並不總是需要命名或找到病名，重要的是找到一種正確的工具，能夠幫助你身體的生化作用重新平衡，讓你感覺變好。不過，即使你沒有進行各種檢驗，仍然可從排毒得到很大的收穫，然而這些檢驗的確有很大的幫助。

第 8 章

7 日排毒奇蹟：EcoTox 計畫

- 踏出第一步
- 健康安全性：我是否應該使用 7 日排毒計畫？
- 我應多久進行一次排毒計畫？
- 三元性計畫
- 第一單元：Eco Tox 排毒飲食
- 制定排毒日計畫
- 第二單元：營養補充品
- 第三單元：循環系統的治療
- 重點整理：7 日排毒計畫指導原則
- 待作事項
- 一週排毒的阻礙和問題
- 排毒購物基本清單

治療你的身體，並保持身體健康，比大多數人所想像的還要簡單。我們人類本來就有一種奇蹟般的自我修復能力，天生便具有恢復健康的能力。在大多數情況下，其實並不需要複雜的治療。從某種意義上說，我們真正需要做的是不要妨礙身體自然的排毒和修復能力。著名的提爾頓醫師（John H. Tilden）曾寫過一本書有關毒血症的書（*Toxemia Explained*），他在書中詳細介紹了許多建議治療方式，現在已成為醫師在臨床排毒中所使用。加拿大著名的自然療法醫師鮑捷（Joe Boucher）寫道，「所有疾病的本質是由於錯誤的生活習慣，導致廢物和不潔物在人體系統中的累積。排除人體中這些有毒物質，是自然界所一直在努力的……藉由排毒……所有我們潛藏的自癒力，可自由發揮作用。」讓你的身體休息，從平時的作息中解放一週，讓所有的器官系統都能夠發揮自癒力，改變，迎向健康。

有些簡單的方法你可用來照顧自己。本章中所描述的健康三元素，將為你提供所需的基本工具。實行一週後，你的感覺會變好。我們從臨床經驗中已經得到證實，這一週的排毒計畫的確有效。計畫基本上包括排毒飲食、營養補充、水療和運動。實行三天後，你會開始感受到益處。

排毒頭幾天——我們暱稱為scrub（刷洗）的體內清潔模式，對你而言可能很困難，而且在排毒的7日中，你可能會覺得飢餓或虛弱。不幸的是，我們無法避免這些輕微的不適感，你需要的只是坐下來放輕鬆，不要擔心。這些不舒服的感覺表示排毒計畫已發揮作用，你的身體正在清除有毒物質。除非這些不舒服是因為同時有其他疾病也在發展，假使沒有這種情形，請盡量忽略不舒服的情況。盡可能多休息，集中注意力，繼續完成所有運動，遵守水療的指導步驟，服用營養補充品。若你有任何問題或擔心你的症狀，請諮詢專業保健人員。

【病患案例】

雷先生是一位40歲的牧師，一直對運動和營養很感興趣。他來找我們，抱怨牙齒狀況惡化、精神疲勞、嚴重疲倦等，甚至講道時都幾乎要暈倒。經毛髮檢驗，顯示缺乏礦物質，因此我們推薦專用的礦物質補充劑，也建議他進行一場為期7日的排毒計畫。雷先生同意了，而且他對效果的快速感到驚訝。他覺得自從20多歲以來就從未如此精神活躍。藉由避免小麥、咖啡和糖（我們協助他找出這些刺激因子），適當飲食，定期斷食，繼續補充礦物質，雷先生能夠自我管理健康，不再需要來找我們。

以下所有症狀都屬於正常的排毒反應：

- 疲勞
- 排毒一開始就頭痛三天
- 發出討人厭的體味

- 睡眠問題（失眠或睡太多）
- 飢餓
- 因多補充植物纖維而放屁變多
- 口臭
- 皮膚搔癢
- 易怒

以下是實行排毒計畫的結果，你可獲得不同程度的效果：

- 增加活力、精力和耐力
- 減少過敏症狀
- 改善消化功能
- 專注力、頭腦清楚和意志集中變得更好
- 強化大腦運作
- 平靜和輕鬆的感覺
- 增加對疾病的抵抗力

• 減少各種慢性疾病的風險
• 減少慢性的毒性症狀
• 減重

踏出第一步

決定承擔治療自己的重責大任，需要投注精力。改變習慣是一種挑戰，特別是最開始的時候。最難的部分是遵守承諾，需要執行計畫、紀律、驅動力，並且願意接受不適和不便。如果你可簡單從廣告目錄單上面選購這份努力所需要的性質，你要挑的是意志力、道德力，強烈追求生命力的欲望，遵守指導原則的決心，常識，並致力於了解你的健康計畫，如此你便可完全掌控排毒過程。

治療會很辛苦。朋友和家人可提供有價值的支持。在我們的治療經驗中，看到的是，當家庭成員願意與病患一起共度排毒過程，病患的康復率和程度都會大增，也會有比較高的機會獲得正面的臨床結果。

邀請親朋好友和你一起閱讀本章，一起協助你訂定一週排毒計畫。請對方幫助你整理所有需要的營養補充劑，並購買食物。和他們約時間，在排毒的一週中至少聚餐兩次，以便你在用餐時間能有一些陪伴和社交活動。

排毒計畫的成功，以及你的自癒力，主要取決於你決心要專注健康，從現在起，直到未來。身為自然醫學醫師，我們的經驗是，這種決心來自於個人了解自己正在失去健康。我們一些病人在痛苦到極點的時候，願意盡一切努力來得到解脫，於是他們選擇了願意改變的轉捩點。疼痛的感受令人非常不快，這種感受可成為一種強大的激勵力量。如果你還在質疑是否決心實施這個計畫，讓你的生活變得敏銳，問問自己，你是不是在故意忽略這些疼痛的不適感覺，這種感覺告訴你，你有一個需要你關注的問題。不幸的是，沒有醫師可代替你做這些，也沒有藥物會讓你比較容易做到。為了康復，每個人都必需面對自己的弱點，無論在情緒或生理上都要更努力、更堅強。

健康安全性：我是否應該使用7日排毒計畫？

對大多數人來說，為期7日的EcoTox排毒計畫在使用上是安全的。但與任何健康治療方案一樣，結果會因人而異，而且每個人對所謂正常的影響也不一樣。如果你對於執行嚴格的排毒計畫有所遲疑，不妨先諮詢你的自然療法醫師或一般醫師，做一些體檢。你可要求醫師為你進行血液生化檢驗，確認你沒有貧血。如果曾罹患任何肝臟疾病或免疫疾病，必須特別注意服用醫師建議的營養補充劑。

如果你平時有服用藥物的習慣，任何藥物，在開始進行排毒計畫前，務必要先徵求專業醫療保健人員的意見。因為進行排毒時，藥物的代謝速率會因而改變，一旦身體的排毒機制重新啟動、發揮功能，你所在服用的任何藥物都將更加快速地從血液中被清除。這表示你所服用的藥物劑量可能需要調整。

警告：7日EcoTox計畫既安全又有益。但是，有些人不應自行使用這個計畫。為了減少併發症的風險，我們強烈建議，經醫師診斷具有特殊健康問題的人，以及兒童和哺乳中的母親，事先都務必要徵詢專業醫療保健人員的意見，並保持密切聯繫。

如果你有下列狀況，在使用本排毒計畫前，請務必事先徵求專業醫師的協助：

- 患有末期或惡性疾病
- 患有遺傳疾病（表示有遺傳性代謝問題）
- 患有自體免疫疾病
- 長期體重不足
- 患有甲狀腺功能亢進症
- 患有精神疾病
- 定期服用藥物，任何藥物

我應多久進行一次排毒計畫？

這個問題可能是我們在大眾媒體、記者採訪中所得到最常見的提問：「我應多久做一次這個計畫？」這個問題的答案很簡單：「想要就做」。我在診所看過一些病人患有自體免疫疾病或癌症，由於免疫系統虛弱，他們必須遵循一些永久性的規定，看起來與我們的計畫很類似。因為你的免疫系統大部分位於肝臟和腸道中，因此如果你有任何免疫問題，表示你也有腸道問題。癌症病人從類似於排毒的飲食習慣中獲益，因為他們發現簡單的食物容易消化。同樣的，感冒或流感病人前來看診的時候，我也是開給他們類似於排毒所用的特殊飲食。此時身體虛弱，如果腸道還要過度運作，消化刺激性或難以消化的飲食，會影響全身的免疫功能。急性鼻竇感染是好例子。鼻竇感染即使用抗生素都難以治療，因為通常表示病患吃的是會刺激腸道的食物。等到病患改變飲食以後，吃幾週米飯、蔬菜和水果，鼻竇感染自然會消失。鼻竇其實只是消化道的延伸：由於免疫系統與腸道有密切的關係，因此慢性鼻竇問題同樣也與慢性消化問題有關。

你可以每年執行一次排毒計畫，或一年執行數次，其實也不錯。只要你覺得疲倦、壓力過大、不舒服、頭痛，或感覺身體失去自然平衡，便可進行排毒計畫，讓你的內部協調機制歸零，重新出發。腸道休息了，肝臟和腸道內部所設定的療癒機制自然就會開啟，加速幫助你恢復最理想的健康。

三元性計畫

排毒計畫由三個單元所組成，第一單元是關於飲食，第二單元是營養補充，第三單元則是藉由水療和運動改善血液循環。每個單元所提供的建議類型具有選擇性，因此你可依照個人情況挑選最適合的。我們強烈建議每個單元至少要選用一部分，但如果整個計畫令你感到負擔過重，則請先聚焦於飲食單元。嚴格遵守飲食指示，因為健康從你到超市購物開始。無論是現在或未來，你的整體健康取決於消化道中的作用，冰箱裡的庫存，以及你的碗裡。

第一單元：EcoTox排毒飲食

EcoTox計畫的基礎是一種特別的7日飲食計畫，排毒計畫的前兩日，是從液體斷食開始，不可吃固體食物。雖然對一些人來說，這樣做並不容易也不舒服，但如此一來最後得到的結果會變得更好。如果你覺得斷食超過自己的能力，可根據個人需求修改計畫，加入一些計畫後面五天的食物，重新調整。

排毒計畫開始的前兩日，最好是利用週末或不用上班的日子，飲食只能選擇水、檸檬水、藥草茶，如果必需才能喝新鮮果汁（不過最好的結果是頭兩日不能攝取新鮮果汁）。兩日不吃東西不會造成身體的危險。當人們罹患流感、發燒或胃腸道感染時，甚至有時可能高達48小時不吃東西。你的身體有足夠的儲存，可應付兩日的斷食。

我們並不像許多其他排毒計畫一樣，主張要進行長期的果汁或水斷食。根據經驗，對大多數人來說，長期液體斷食的壓力太大，儘管這些治療方式在專業醫護人員監控下，對一些健康問題的治療具有優良的效果。兩日液體斷食對於清潔血液是一種非常安全而有效的方法。短期液體斷食對於農藥中毒、類風濕性關節炎、胰臟炎、糖尿病、心臟病、食物過敏、腸躁症候群、氣喘、牛皮癬等都有成功的效果。

我們其實很容易有脫水的情形。在過動的社會裡，很多人都忽略了自己的口渴感受器，沒有每天喝足所需的水量，所以會誤以為口渴是肚子餓。我們發現脫水在重度咖啡飲用者身上尤其普遍，因為其實很多人不知道，咖啡是強力利尿劑，會將水分藉由腎臟排出體外。脫水會導致廢物在血液中累積，造成血液毒性，對人體健康和新陳代謝具有深遠的影響。長跑者都知道，如果等到感覺口渴才喝水，表示你已經在脫水狀態，運動效率會下降。

存在於檸檬皮等油的化合物：D檸檬烯，在動物實驗中已被用於預防和治療癌症。D檸檬烯的保護作用是會誘導排毒第一週期和第二週期，使致癌物失去功效，也可減少穀胱甘肽這種強效排毒劑的損耗。

我們建議，在排毒週期內，每天至少喝八杯水，約兩公升。可選蒸餾水、過濾水或礦泉水，避免自來水。喝水的需求會隨著氣候、溫度、時間和運動而變：在寒冷潮濕的氣候中，你需要的水比較少；在炎熱乾燥的氣候下，則需要較多的水；一般運動增加時，你也需要更多水。每天兩公升是每個人很好的標準。

在這段清潔身體期間，檸檬水對補充水分特別有效，因此在液體斷食期間和接下來的五日，可用檸檬水取代水的補充（或額外補充）。熱或冰檸檬水皆可。製作檸檬水是準備一公升乾淨的飲水，將半個有機檸檬擠出檸檬汁，取檸檬汁與水混合，最後將已乾的半個檸檬皮泡在檸檬水中即可。如果你需要有點甜味使檸檬水更加好喝，每公升檸檬水可加入半杯有機葡萄汁。

在二日液體斷食期間，肝臟的過濾機制可能會變得不堪重負，因此導致出現像發燒般不舒服的感覺。服用指定的營養補充劑，包括抗氧化物（詳見第二單元），有助防止因為肝臟排毒功能增強所產生的問題，如極端疲勞、頭痛、頭暈、飢餓、令人不快的體臭、口臭、心情煩躁。有些人發現自己在二日液體斷食期間不要補充任何營養補充品，反而斷食的效果最好。我發現只喝水的斷食是最簡單的方法。

如果有人身體很衰弱，不能承受任何體重減輕的情形，建議在排毒開始的頭兩日，每天可額外多喝兩到3次蛋白粉奶昔。如果身體的情況更惡劣，建議跳過頭兩日的液體斷食，直接採用7日排毒計畫所推薦的蔬菜、水果和米飯。

經過兩日斷食，接下來的五日飲食很簡單：隨心所欲，吃任何種類的新鮮水果、蔬菜和糙米。盡可能多吃這些食物，生食和熟食都可以。

食物的選購

以下將會列出清單將幫助你規劃你的 EcoTox 飲食。

請記住，在規定以內的食物可儘量多吃不同種類，但份量不可超過。你必須完全避免任何規定不可吃的食物。購買包裝食品時，必須仔細閱讀上面的標籤，確知裡面有哪些成份。為了達成這點，最好的選擇是採購新鮮農產品和糙米，最好是有機產品。健康食品店較一般超市可提供你更多的選擇。

碳水化合物　選購：糙米、香米、泰國米、野米等，米飯製品如米糕、米餅，米粉製成的義大利麵和麵包（仔細閱讀標籤，確保不含任何小麥成份），而且。如果你覺得米飯吃太多，想要換換口味，可選擇其他五穀雜糧類，如：藜麥、莧籽、小米等。

避免：糖、蜂蜜、糖蜜、人工甜味劑和所有含這些成份的產品。玉米和所有含玉米成份的產品。小麥所有含小麥成份的產品，或所有含小麥麩質的產品。

豆類　選購：綠豆、鷹嘴豆（對有些人很難消化）、綠豆粉絲或粉條、味噌（天然發酵大豆製成的）。

避免：所有其他豆類和豆類產品。

蔬菜和水果　選購：各種新鮮蔬果產品。唯一的例外是葡萄柚，排毒期間不可吃葡萄柚，因為其中含有一種化合物，會抑制肝臟排毒。蔬菜水果可蒸熟、烘烤，用少量初榨橄欖油略炒，生吃，打汁。蔬菜水果種類如下，你想吃多少、就吃多少。

- 綠葉蔬菜：萵苣（即生菜，包括蘿蔓、紅葉萵苣、奶油萵苣、結球萵苣等）、菠菜、菊苣、羽衣甘藍、青江菜、白菜、苦苣、芝麻菜。
- 根莖類：紅蘿蔔、甜菜、馬鈴薯、地瓜、山藥、根芹、歐防風、香芹根、櫻桃蘿蔔（包括上面的綠葉）、白蘿蔔、大頭菜。

- 十字花科蔬菜：高麗菜、花菜、綠花椰、球芽甘藍、芥菜。
- 瓜類蔬菜：小黃瓜、大黃瓜、櫛瓜、南瓜等各種瓜類。
- 蔥類：青蔥、青蒜、洋蔥、韭蔥。
- 其他：蘆筍、芹菜、秋葵、朝鮮薊、菊芋、茄子、四季豆、綠黃紅等彩椒、紫菜、海帶、自然發酵的各類酸菜（無添加醋和其他添加物）。

生食蔬菜對一些人來說會消化不良，如果你吃了肚子不舒服，應改用蒸的或煮、烤。生食可提供維生素、酵素和礦物質的良好來源，但如果你不能消化就不該這麼吃，鮮榨蔬菜水果汁也是一個好選擇，同樣可提供生食的所有生命能量，消化系統也比較能吸收。

由於蔬果消耗的增加，一開始你可能會發現腸道排氣（放屁）增加。這是由於腸道細菌消化植物細胞所產生的發酵作用，正常會逐漸減少。如果排氣問題持續，請多用蒸的方式烹調蔬菜，也少吃生菜沙拉、高麗菜和洋蔥。另外還可用薑、小荳蔻和肉桂等天然香辛料，不僅可調味食物，更可降低排氣。印度阿育吠陀的烹飪書籍中，還有介紹一些幫助消化不良、減少排氣的香辛料。

以下所列的蔬菜水果經常會引起一些人的問題，包括蕁麻疹、氣喘、頭痛、胃痛等。如果你也有這些情形，請避免吃其中會造成不適的種類：

- 蘋果
- 番茄
- 紅蘿蔔
- 大蒜
- 洋蔥
- 茄子
- 綠椒和紅椒
- 小黃瓜
- 覆盆子
- 櫻桃
- 李子
- 木瓜
- 芒果
- 新鮮的無花果
- 橘子
- 草莓
- 甜瓜（所有品種）

脂肪和油類　選購：橄欖油（特級初榨）或未經加熱過的亞麻仁油（每日2湯匙）。

避免：所有其他各種油類和脂肪，包括奶油、瑪琪琳等。

如果買不到有機農產品，請將食物徹底清洗乾淨。可用以下的方法清潔殺蟲劑和農藥：

1. 洗菜盆裝滿水，加入一些橄欖油液體皂（大多數健康食品店都有售），或橄欖皂先起泡再加入水中，然後將蔬菜水果浸泡在裡面，用蔬菜刷刷過再用清水沖淨。

2.在歐美可購買35%食品級過氧化氫（雙氧水），將蔬菜水果浸泡在水中，加入1湯匙過氧化氫，浸泡5至15分鐘。如蔬果皮薄或是葉菜類，浸泡時間要縮短。根莖類蔬菜、皮厚或堅硬的蔬菜，浸泡時間可較長。浸泡後必須用清水徹底沖淨。

3.浸泡蔬菜水果的洗劑，要注意成份，不可使用有害添加物的產品，洗完以後要用流動的水繼續沖洗5分鐘，再把水瀝乾。如果葡萄和草莓不是有機的，請盡量別吃。

飲料　**選購**：藥草茶、綠茶、水、檸檬水、鮮果汁、現打蔬菜汁、水（只能喝過濾水、山礦泉水或蒸餾水）。

避免：咖啡、紅茶和所有酒精飲品，包括啤酒和葡萄酒。

調味品　**選購**：海鹽、醋、天然發酵釀造醬油，任何烹飪用香料，味噌。

避免：番茄醬、美乃滋、辣椒醬、燒烤醬和所有其他包裝食品的醬料、調味料。

要避免的食物

一般西式飲食的基本組成食物，會造成肝臟運作的負擔，因為西式飲食中濃縮的營養物質經過消化吸收，會充滿在整個消化系統和血液中，造成營養過剩，也就是消化不良，這是產生毒性的主要原因之一，因為這樣會增加肝臟和免疫系統的運作負擔，非常不必要。這些過剩的營養素充斥在全身血液中，反而變成污染物質，使肝臟來不及處理。當食物經過正確的消化，肝臟才能進行應有的排毒工作。EcoTox在飲食方面的設計即是為了獲得最佳消化率，雖然吃的東西變少，反而能夠得到益處。這就是為什麼必須避免所有下列食物的原因：

- 魚、肉、家禽和雞蛋
- 乳製品
- 脂肪和油類（每日只能吃2湯匙特級初榨橄欖油或亞麻仁油）
- 巧克力
- 堅果類
- 豆類（除了前面列出的綠豆和大豆產品）
- 穀類（不包括米飯、藜麥、莧籽和小米）
- 用小麥、玉米和燕麥製成的食品
- 糖
- 酒精
- 咖啡和紅茶

關於米飯

米飯是一種容易消化的輕食，可提供日常生活所必需的碳水化合物能量，糙米更是完美的排毒食物。你可煮、烤、炒（每天只能用1湯匙橄欖油），或是作湯煮稀飯。沒有其他食物能夠像米飯一樣，對於西方飲食所造成的疾病和問題能有如此大的助益。

大多數人容易消化米飯。對一些人來說，與糙米相較，印度香米 basmati 或泰國香米對消化系統的負擔更輕。根據醫學研究，米飯是一種公認的低過敏食物，意思是說刺激較小或少有嚴重過敏反應。米飯沒有小麥麩質，在一項700位遺傳性過敏病人的研究中，只有1％病人對米飯有敏感性。歷史上，米飯在西醫中是用於治療成人和兒童腹瀉。研究顯示，米飯用於治療腹瀉兒童病人，會具有較好的治療結果。另外，米飯富含一種稱為阿魏酸的抗氧化物，阿魏酸已研究證實，可用於治療各種發炎性腸道疾病，並發現具有預防腸膜發炎的傑出表現。

當人們發現 EcoTox 飲食的嚴格程度，會感到窒礙難行，我們便會試著提醒他們並加以鼓勵，告訴他們亞洲文化大多倚賴米飯維生，一天吃3次。一週7日只能依賴米飯和蔬菜水果，看起來很某種飢餓運動，但卻是全世界億萬人的日常生活飲食。這種飲食不僅對你不會有傷害，還能使排毒機制更有效運作，使人體清潔血液的過濾機制有機會喘息，清除體內所累積的過量毒素。

在排毒計畫中，食物的選擇雖然有限，但請放鬆心情：經過兩天的液體斷食，米飯和蔬果飲食只需要進行5天。

食物是良藥

經過最初兩天的液體斷食，接下來每天吃大量的米飯和蔬果，這種情形對於習慣大量麵包、義大利麵、肉類等西方飲食的人來說，是一個很大的改變。因此不妨在準備食物的時候多用一些創造性，會讓你覺得這種改變超出原來的疑惑，吃得很開心。此外，到當地農夫市集採購，或走訪好的生鮮超市、有機商店，這樣你會看到大量不同的蔬果種類可供選擇。以下是一些你應確保在排毒計畫中的食物，這些食物都具有特殊的療效，因此經過一週排毒後，仍可定期吃一點這些食物。

甜菜　每天吃一點甜菜，甜菜是甜菜鹼的良好來源，對血液、腸道和肝臟有益。在我們的診所，注意甜菜可使病患保持日常規律，尤其是當他們在執行排毒計畫的期間。每天吃甜菜是緩解急慢性便秘的安全方法。而且甜菜在西方民間療法中，一直以來都用於肝臟疾病的治療，因為甜菜鹼對於肝功能適當運作和脂肪代謝都很有幫助。研究發現，甜菜鹼可保護肝臟，不受過量攝取酒精的傷害，因此成為重要的排毒物質。由於甜菜對人體沒有負面影響，你應該考慮將甜菜納入平日飲食，因為甜菜對肝毒性和其他毒性問題，在醫學和醫藥上都具有安全有效的「藥食」作用。

甜菜鹼已證實有助控制高胱胺酸血症（Homocystinuria），這是一種與胺基酸代謝變化有關的疾病。一般來說，高胱胺酸血症屬於遺傳性疾病，但也可藉由補充葉酸、維生素B_{12}、維生素B_6和紅肉（牛肉）飲食加以控制。高胱胺酸血症是由於人體難以分解高胱胺酸這種分子，造成在血液中累積，破壞血管，損害動脈，使得容易罹患心血管疾病。（許多醫學專家如今認為，血液中高胱胺酸含量高，是西方社會心血管疾病的主要原因，而不是高膽固醇值。）

高胱胺酸血症對維生素補充劑有好反應，但人們卻忽略補充甜菜鹼的功效，對於遺傳上容易產生過量高胱胺酸的病人，甜菜鹼尤為重要。甜菜是甜菜鹼的重要來源，甜菜鹼可幫助人體加速排除高胱胺酸的毒性，轉換為安全的半胱胺酸。

綠花椰　十字花科蔬菜可提供人體的特殊保護作用，包括綠花椰、球芽甘藍、高麗菜、花菜、芥菜、大白菜、小白菜等，這些植物都含有一種獨特的物質：硫配糖體（glucosinolates）。硫配糖體經過人體消化，會產生吲哚-3-甲醇、蘿蔔硫素和氰基羥基丁烯（indole-3-carbinol, sulforaphane, cyanohydroxybutene），研究人員認為這些物質有助肝臟和其他器官排除藥物、化學製品和汙染物。

在十字花科蔬菜中，要以綠花椰芽菜含有這些保護性物質的濃度最高，已證實可改變肝臟排毒的速度，使體內血液的毒素比較容易清除。由於這些天然抗氧化物的治療潛力很高，因此醫藥業界想辦法將這些物質萃取出來，製出所謂植化素的食品藥物。如今科學終於趕上母親們的催促，一直以來，母親都會叫孩子吃蔬菜。

綠色大麥草粉 有一種已證實可抵消腸道毒物的負面影響，就是綠色大麥草粉。大麥草萃取物是大自然完美的抗氧化物，含有類黃酮，可保護細胞，使細胞膜免於毒素的傷害，因此對腸道特別有益。生物類黃酮2-0-GIV所具有的抗氧化力，高於維生素E和BHT（二丁基羥基甲苯，一種抗氧化添加物）。在診所中，我們有幾位病患罹患長期腸道疾病，他們服用綠色大麥草萃取物，都有很好的效果。

朝鮮薊及其他菊糖食品 菊糖（Inulin，又稱菊糖、菊苣纖維），一種在朝鮮薊、洋薊菜和牛蒡根中發現的物質，是腎臟和免疫系統強力的作用促進劑，每天吃一點這類蔬菜，對排毒過程很有幫助。土木香、紫錐花、向日葵也含有大量的菊糖。

歷史上，所有這些蔬菜和藥草都用來作為血液清潔劑，如今我們已了解這些傳統療法背後真正的科學基礎。有害的腸道細菌所產生的毒素（內毒素）經常會滲入血液，對肝臟排毒機制造成嚴重破壞。含菊糖的食物和植物，開啟了免疫系統的「替代性補體路徑」；這個化學開關打開時，身體會加倍努力清除這些細菌毒素。

米蛋白 研究顯示，蛋白質在組織排毒作用中，扮演重要的角色。在排毒計畫中的第3到第7日，添加高品質蛋白質，不僅可緩和飢餓感，也可解決出門在外吃排毒飲食的困難，我們推薦使用米蛋白濃縮粉製作一杯奶昔。蛋白粉可與果汁或水混合，或是在蛋白粉中加入新鮮水果一起攪打。每日可在上午和下午各喝一次米蛋白粉奶昔，當作點心或代餐。有些人對於蛋白質具有高生物性需求，開始排毒候，如果你覺得極度疲倦，即使睡再多也無法恢復，你就必須特別將米蛋白濃縮粉加入平日飲食中。

西醫多年來運用高蛋白飲品治療食物過敏和不耐受性的問題，這些飲品不含完整的膳食蛋白質，而是利用游離型胺基酸以及脂肪酸、維生素、礦物質。不過，米蛋白濃縮粉美味可口，不像其他奶昔蛋白粉配方，聞起來味道不舒服。另外，醫學研究顯示，大多數人對米蛋白濃縮粉有較高耐受性，也就是低過敏性的意思。一些排毒計畫建議，米蛋白粉奶昔只需使用數星期。而在EcoTox計畫中，則是在頭兩日使用米蛋白粉奶昔當作點心，或偶爾作為替代膳食的代餐。在我們的診所，如果病患的病情嚴重，我們會讓病患的飲食完全以米蛋白濃縮配方為主。

由 Metagenics 所開發製造的 Ultra Clear 就是一種具有專利的米蛋白產品，市場熱銷，是排毒療法的理想輔助品。在這個產品的一項研究中，發現可使病人肝臟排毒功能改善53％。在另一項研究中，使用 Ultra Clear 的病人經問卷調查，發現有52％病人表示毒性症狀有降低的情形，同時亦提高肝臟排毒功能，改善腸道通透性問題。Ultra Clear 含有NAC（N-乙醯半胱胺酸）、穀胱甘肽、麩醯胺酸、菊糖，以及所有我們推薦的完整維生素等營養補充品，還含有中鏈三酸甘油酯（MCT），這種脂肪身體的吸收很快，可有效運用，為排毒作用增加能量。除了Ultra Clear還有其他品牌的米蛋白濃縮粉，在許多健康食品店或網站都有販賣。

排毒計畫的常見問題與解決法

在7日排毒計畫中，你會遇見10個常見問題，以下是這些問題與解決法：

1. 頭暈。原因：低血糖。解決法：補充水分，增加米飯攝取量。
2. 噁心。原因：膽汁阻塞。解決法：睡醒時，喝一杯濃檸檬水，要加一小撮紅辣椒粉。
3. 便秘。原因：食物攝取量降低。解決法：在米蛋白粉奶昔中加入亞麻仁粉。
4. 體重過度減輕。原因：代謝率高的人，卡路里攝取降低所致。解決法：增加油脂（橄欖油／亞麻仁油）攝取量。
5. 腹瀉。原因：蔬菜水果纖維攝取增加。解決法：通常持續幾天會自動消失，可多吃米飯抵銷。
6. 頭痛。原因：脫水、咖啡因戒斷症狀、肝充血。解決法：增加水份攝取，用冷熱水交替沖在頭部後方。
7. 失眠。原因：低血糖和肝充血。解決法：睡前喝一杯新鮮水果汁。
8. 飢餓。原因：卡路里攝取量低。解決法：每天喝米蛋白奶昔兩到3次。

9. 腸道排氣。原因：植物纖維的攝取量增加。解決法：每餐後服用一些木炭。
10. 易怒／疲勞／反應遲鈍。原因：卡路里攝取量低。解決法：每天喝米蛋白奶昔兩到3次。

制定排毒日計畫

第1日和第2日

只喝水、檸檬水和藥草茶，盡量多喝，記得每天要喝足兩公升水分。

第3至7日

以下是一日菜單的典型範例（依照個人食慾和喜好調整）。你差不多要吃這麼多食物。如果正餐之間會覺得餓，可以喝奶昔。請記住，口渴經常會被誤認是肚子餓。

起床後：每日喝兩公升熱檸檬水。

早餐：用新鮮水果和新鮮果汁打的米蛋白奶昔、米糕、新鮮水果、藥草茶。

點心：水果、蛋白粉奶昔、藥草茶。

午餐：沙拉和湯、米飯和蒸蔬菜、烤或煮地瓜、蒸熟放冷的蔬菜。

點心：水果、蛋白粉奶昔、年糕、米餅乾、藥草茶。

晚餐：米飯和各種蒸或略炒的蔬菜、湯和沙拉、沙拉和烤馬鈴薯。

第8日

第8日早上，開始在飲食中添加其他蛋白質。限制食物7日後，這段期間是要用來逐漸添加食物到你的飲食中，一邊添加一邊仔細觀察這些加入的食物是否會令你的消化系統和肝臟不適。你會對食物很「敏感」，但不是過敏。如果是過敏，結果會造成消化道和免疫系統持續發炎，導致整體活力降低。

第8日所吃的第一份食物，我的建議是雞蛋，因為雞蛋具胺基酸平衡，是完整的蛋白質。但有些人對雞蛋敏感或不耐受性，這樣的人就不可用雞蛋作為第一餐。對雞蛋不耐受性的人（症狀是膽囊痛、胃痛、腹痛、腹部有燒灼感、打嗝有硫磺味）則往下一步前進，開始添加魚或家禽（雞肉或火雞）。添加速度不用太快，以三到四天完成即可。不吃動物蛋白質的素食者則往下一步前進，添加其他食物。我們診所有一些長期茹素的病人，抱持素食主義長期吃素，但身體卻不健康（體重增加、疲勞、肌肉痠痛、專注力差），我們便會在這個步驟建議他們添加一些動物性蛋白質，試試看是否感覺會變好。

食物測試

每天測試不同的食物，一天只試一種。以下所列出的食物種類會需要數週時間才能完成所有測試，但不見得所有人都必須進行，但有以下問題的人，則應進行完整的食物測試：

心理：焦慮、憂鬱、失眠、強烈食慾、兒童注意力缺陷症。

耳朵、鼻子和喉嚨：慢性鼻塞、磨牙、鼻涕倒流、積液性中耳炎、梅尼爾氏症候群（慢性暈眩症）。

胃腸道：腸躁症候群、便秘、腹瀉、腹部絞痛、潰瘍性大腸炎、克隆氏症、膽囊疾病、嬰兒腸絞痛。

心血管：高血壓、心律不整、心絞痛、水腫。

皮膚：痤瘡、濕疹、牛皮癬、口瘡（口瘡性潰瘍）、蕁麻疹。

肌肉骨骼：肌肉痠痛、關節炎、類風濕性關節炎。

神經性：偏頭痛和其他頭痛、麻痺。

呼吸系統：氣喘、感冒復發、喉嚨痛、耳朵感染。

泌尿生殖系統：尿路感染、前列腺炎、真菌感染、尿床、頻尿。

代謝：肥胖。

如果你有一個關節炎問題，請每隔一天測試加入一種新食物，因為關節痛的反應會延遲。還要記住測試食物的來源必須單一。例如不要用比薩來測試起司，因為比薩還含有小麥和玉米油。

乳製品測試：測試牛奶和起司要分開在不同天。或許你會需要把起司的測試也分成數天，因為有些人會對特定的某些起司敏感。由此可見，優格、乳酸飲料、奶油等也要分開在不同天測試。

小麥測試：使用純麥片。

玉米測試：使用新鮮玉米或冷凍玉米（未經調味也不含防腐劑）。

柑橘類測試：橘子、柳丁、香橙、葡萄柚、檸檬、萊姆等。在不同天測試這些不同的柑橘類水果。檸檬和萊姆可用天然礦泉水或無調味氣泡水沖泡。橘子、柳丁、香橙、葡萄柚則去皮吃。

食品添加物測試：購買一組食用色素，每種顏色半茶匙，倒入杯子混合，然後加入一杯鳳梨汁或稀釋葡萄汁（水50：50）混合、飲用。這種測試對於過動和行為障礙的兒童特別有效。

發現你會敏感的食物後，繼續再測試幾次，以確認那的確是會造成你身體不適的食物。然後決定不要吃那種食物6個月，之後再重新測試是否仍會造成不適。

飲食注意事項和指南

以下是一些通用原則，可幫助你解決飲食問題以及避免在意想不到的地方攝取到毒素。在你實行7日排毒計畫後，我們強烈建議要繼續執行這些原則。

- 有些人執行這種排毒飲食會感到身體虛弱。這是因為胺基酸（蛋白質）和碳水化合物的攝取量低。如果這樣會干擾你的工作，請先試著吃較多的米飯或根莖類蔬菜。如果還是沒有用，白天可多喝一杯米蛋白奶昔。
- 自製味噌湯，多作幾頓飯的份量。高湯請用蔬菜來煮，不要用雞肉或牛肉高湯。商店也可買到即食味噌湯。
- 餐具和容器的材質，務必只用不銹鋼、玻璃、鑄鐵或搪瓷。避免鋁和塑膠材質。
- 多選購天然產品：天然藥草除臭劑，不含鋁。小蘇打製不含氟牙膏。天然肥皂和洗髮精。

• 避免接觸清潔劑、溶劑和清潔劑等化學製品。

這份飲食計畫經過許多實證，已知最容易遵守，同時也是所有排毒飲食計畫中花費最少、最便宜的。而且在我們的實踐中證實，退轉率最低，效果也最好。這份計畫的設計是多年來我個人的臨床研究經驗結晶。我們研究過非常多關於排毒飲食的醫學文獻，觀察過許多病患，他們都做過各種排毒建議事項，最重要的是，我們自己也嘗試過許多不同的排毒飲食方案。我們相信，本書中所建議執行的計畫，已經為各種健康問題提供最好的解決方案。

第二單元：營養補充品

排毒過程的營養需求相當高。關鍵營養素的短缺，可能會抑制甚至停止整個生化路徑，因此一些病患如果在幾天不吃食物的情況下，毒性便會危及生命。沒有適當的營養補充，可能會感覺很不舒服。一個已經患有毒性症候群的病患，對營養的需求更大。人體運用各種方法去除毒素，因此就生態學觀點看來，我們相信，必須要同時支持全身和所有功能。

幾千年來，人們使用藥草、黏土和特殊物質等，在排毒過程協助淨化身體、支持身體，重點尤其在於促進肝臟功能並保護肝臟。科學研究已經確定可用於排毒的新藥物，例如礦物質鉬和n-乙醯半胱胺酸。今天，我們的生物化學知識讓我們能夠了解，為何傳統藥物有效，以及應如何從數百種排毒醫學藥物中選擇。在傳統與創新中，我們將所有治療方法列出，這些方法包括傳統概念元素和最新的生物化學法，然後選擇其中的佼佼者。

整體而言，營養補充品必須能滿足排毒計畫的主要功能，如下：

- 在體內大掃除、清理毒素分子期間，保護身體組織，免受揮發性化學產物的傷害。
- 協助分解毒素，快速消除。
- 促進肝臟分泌膽汁。
- 加速膽汁從腸道中排出。
- 幫助腸道益菌再生。
- 治癒受損的腸膜。
- 淨化腸道。
- 強化所有器官和系統。

我們將這些功能稱為排毒計畫中的策略組合，並建議病患在每個策略組合中，至少選擇服用一種營養物質。

第一組策略：保護組織的抗氧化物

抗氧化物營養素可保護人體組織。最為人所知的抗氧化物是維生素C和E，其他人們較不熟悉但同樣重要的抗氧化物，包括硫辛酸和奶薊。一般注重營養的醫師認為，在治療時，必須提供病患所有完整的抗氧化物。以下進一步討論這些抗氧化物。

維生素C　維生素C是影響人體大部分功能的必需營養素。分子矯正（orthomolecular）醫師、西醫等專門使用維生素和礦物質治療疾病的醫師，多少年來都使用高劑量的維生素C，來扭轉急慢性疾病。維生素C在各種身體系統中扮演重要角色。在淋巴系統中，維生素C可活化一種稱為嗜中性球的白血球，並促進淋巴球的生成。與脂肪代謝和鐵質的吸收有關。與酶一起運作，協助將色胺酸轉換為血清素這種神經傳遞物（血清素是令人「感覺良好」的大腦化學物質）。維生素C使結締組織的重要成分膠原蛋白於組織中再生，是膠原蛋白組織形成非常重要的物質。

人體各種狀況包括發炎、排毒等，會造成自由基的產生增加，這就是保護組織免於自由基傷害的營養物質，稱為抗氧化物的原因。也就是說，這些營養物質可保護細胞，免受氧氣變異物質的傷害。維生素C是一種抗氧化物，有助遏止自由基的產生，保護脆弱的細胞內部構造免於自由基的損害。

維生素C在人體中會與一些有毒金屬進行螯合作用，如鉛、汞和鋁，這些重金屬與維生素C螯合，然後一起排出體外。高劑量維生素C對於汞中毒的病例非常有療效，因此在汞排毒治療中，應考慮作為必要的一環。一些牙醫建議在去除補牙銀汞合金的過程中，進行靜脈注射維生素C，以避免鑽牙過程中汞滲漏出來，被吸收到身體組織中，干擾細胞酶的作用。

維生素C是一種優良的抑菌劑（意思是可抑制病毒和細菌的生長），因此對所有醫師和病人來說，在感染情況下都應將維生素C作為治療第一線的防衛武器。想要有效，必須使用足夠的高劑量。研究顯示，維生素C可中和各種細菌毒素，包括破傷風、白喉和葡萄球菌，也證實有助防止結核病，結核病在數十年前是常見的傳染病，近來又捲土重來，並且這次結核病菌已有變得能夠抵抗目前強效藥物治療的趨勢。但藥物效果癒強，毒性愈高。

維生素C的作用類似於泛用性的抗毒素，儘管研究人員尚未確定維生素C的作用機制，但對於各種廣泛的毒性物質都能發揮效用。研究顯示，維生素C可有效對抗蛇毒、苯、番木鱉鹼（一種植物毒素）等化學物質。這表示維生素C可保護我們免受植物、動物以及工業化學品毒素的傷害。其他已知化合物都比不上維生素C具有這樣一系列的保護功能。由於維生素C的廣泛適用性、安全性和低成本，在製藥產業中沒有其他藥品可匹敵。

儘管有一些負面報導，高劑量維生素C的安全性已經過臨床與實驗室驗證。害怕高劑量維生素C會導致腎結石，已證實毫無根據。根據許多臨床醫師的經驗和數千名病人的證實，服用高劑量維生素C，並沒有形成腎結石的風險。

特殊職業的暴露和生活習慣，每日對維生素C的需求大增。例如，抽菸習慣會消耗人體維生素C

儲存量，進而削減身體排除有害化學物質的能力。我們的診所將維生素C列為排毒作用最重要的補充品。

開始實行 Eco-Tox 排毒計畫時，我們所推薦的維生素C劑量是每天3次、每次2 g（2000 mg）。如果腸道在一兩天左右沒有排便，每天增加1 g劑量，直到腸道產生良好耐受性，進而排便。對急性感染和中毒等嚴重問題，每小時服用1 g，如果身體沒有因此腹瀉，可使劑量加倍。每個人身體能夠接受的維生素C劑量不同，一些病患每天可攝入20 g維生素C，腸道也不會出現任何負面影響。根據臨床觀察，人體的高劑量維生素C耐受性顯示有生理方面的需求。我們有些病患每天只能接受250 mg。耐受性有時亦與維生素C的種類有很大關係，最不容易造成腹瀉的維生素C是抗壞血酸鈉（sodium ascorbate）。

我們建議的維生素C劑量為每日4至20 g，排毒前後你都可遵循這個劑量。如果你在職業上容易暴露於汙染物或工業化學製品中，此劑量尤其對你有益。

維生素E 維生素E是一種脂溶性維生素。1922年由賀伯特・伊文（Herbert Evan）和凱薩琳・畢夏普（Katherine Bishop）所發現。維生素E是排毒作用中一種重要的抗氧化物，可防止細胞膜上面的脂質過氧化，保護細胞。排毒過程會產生危險的分子，這些有害分子若不受到控制，會比原本的毒素造成更多破壞。在排毒過程中，受到自由基破壞的細胞膜，與心血管疾病、癌症、神經系統疾病、免疫系統功能障礙、白內障和關節炎等有關。維生素E還可幫助穩定血糖，預防肌肉組織受到傷害。

維生素E的建議服用劑量是每日200至1200國際單位（IU）。

注意：服用超過建議服用劑量的維生素E不一定比較好。近來有一項研究是關於不同維生素E計量的影響，顯示服用維生素E有幫助，但除非服用者處於巨大氧化壓力下，否則並不需要服用高劑量，如抽菸者或暴露於化學汙染物的人。

穀胱甘肽　還原型穀胱甘肽（Glutathione, GSH）是一種主要的α抗氧化物和自由基清除劑。穀胱甘肽是肝臟排毒的重要組成，在排毒循環中進行兩件重要的工作：截取第一週期排毒所產生的有毒化合物，並與第二週期中的有毒化學物質結合，形成水溶性物質，可藉由膽汁和尿液排出體外。由於穀胱甘肽不易被腸道中的消化酶分解，因此會在排毒作用中受到腸道細胞的「首渡效應」（first pass）。因此，口服營養補充品不是增加穀胱甘肽的最佳方法。（註：口服藥進入全身血液循環以前，會先進入肝臟，有些藥會在肝臟受到大量破壞，稱為「肝臟首渡效應」。）

為使血液獲得更有效的排毒作用，肝臟必須利用其他胺基酸製造穀胱甘肽，這些胺基酸包括甘胺酸、半胱胺酸和穀胺酸，存在於蔬菜水果中，人體吃下這些食物便可自行合成穀胱甘肽。穀胱甘肽缺乏之症來自飲食不均衡、自由基壓力和毒性過度負荷。

雖然研究已證明在某些條件下補充穀胱甘肽的效用，我們認為額外補充穀胱甘肽營養品，而非藉由飲食攝取，並不是一個好主意。攝取新鮮蔬菜水果可為腸道部份提供排毒所需的穀胱甘肽。至於清潔血液，我們建議使用其他比穀胱甘肽更容易被人體吸收的前驅物質。研究顯示，比較成本價格和人體組織飽和度，口服維生素C劑量不僅比穀胱甘肽補充劑更便宜，也更有效。N乙醯半胱胺酸也有提高血液穀胱甘肽值的效果。

對許多患有嚴重毒性問題、中樞神經系統損害、腎臟疾病和心血管疾病的病人，我用靜脈注射穀胱甘肽一直都有優良效果。由於腸道不易吸收穀胱甘肽，靜脈注射穀胱甘肽已證實是一種提供身體保護的工具，快速又有效。有兩個有趣的醫學研究發表，顯示靜脈注射穀胱甘肽的戲劇性效果。其中一個研究是關於心臟病患發作後，靜脈注射穀胱甘肽的有益效果。另一個研究是由義大利一位神經科醫師所作，顯示靜脈注射穀胱甘肽（每天兩次、每次600mg）可顯著改善早期帕金森氏症病人的症狀（失能症狀下降42%）。

穀胱甘肽的建議服用劑量，即為每日新鮮蔬菜水果的攝取量。

硫辛酸　硫辛酸（Lipoic acid）存在於富含維生素B群的食物中，如肝臟和酵母。購買硫辛酸的時候，會發現有很多不同的英文名稱，例如α-lipoic acid、thioctic acid、biletan、lipoicin、thioctacid、thioctan，這些都是硫辛酸的別名。人體會自動產生少量的硫辛酸，所以硫辛酸不算是真正的維生素，也不必須從飲食中攝取。不幸的是，人們對於這種營養素的食物來源所知甚少，但粒線體含量豐富的食物，尤其是紅肉，可提供最大量的硫辛酸。

硫辛酸的獨特處在於它既是抗氧化物，也是類B群維生素物質。硫辛酸可溶於水，也可溶於油脂，所以是水溶性間脂溶性，這種性質使得硫辛酸更與眾不同。硫辛酸的氧化太和還原態都具有抗氧化力，這就像是一位足球運動員既能進攻也能防守，所以是一種類似維生素的「通用抗氧化物」，可協助其他抗氧化物，如維生素C、維生素E、輔酶Q_{10}、穀胱甘肽，使這些物質恢復活性。

人體細胞產生能量需要硫辛酸，因此硫辛酸有助改善能量代謝作用，尤其是慢性病病人特別有效。如同其他肝臟保護物質，硫辛酸已證實有助於汞、鉛、四氯化碳、苯胺染料中毒的治療。也用來治療肝病和酒精所引起的肝硬化。由於硫辛酸的抗氧化力很強，因此會用於治療病毒性肝炎、愛滋病、青光眼和糖尿病併發症。

硫辛酸用於糖尿病病人的效果有目共睹。研究顯示它可逆轉高血糖所造成的蛋白質糖化作用（硬化），為糖尿病所出現的許多併發症具有貢獻。這些糖化蛋白質稱為糖化終產物（AGEs），已知是導致糖尿病腎臟受損和動脈硬化的原因。

在臨床上，我看過進行排毒醫學治療的病患，使用硫辛酸的顯著效果，康復得更快。我相信硫辛酸對於排毒計畫是一種非常重要的營養補充品。

推薦硫辛酸劑量為每天兩次、每次600mg。

第二組策略：分解毒素的胺基酸

胺基酸是一種有機化合物，鍵結在一起形成化學鏈，可組成蛋白質，是所有活細胞的基本要素，對於人體組織的生長和修復作用很重要。為發揮人體正常功能所需的酶、激素（荷爾蒙）和抗體等，都是蛋白質所組成，而組成這些蛋白質的胺基酸，可從魚、肉、奶、蛋、豆類食物中獲得。

胺基酸具有在人體中「抓住」毒素的特殊能力，有助於排除毒素。研究顯示，缺乏蛋白質的病患無法獲得排毒所需的關鍵胺基酸，造成肝臟運作遲鈍，導致毒素在體內累積。長期膳食蛋白質攝取不足的情形，包括蛋奶素食者和純素者，增加暴露於環境汙染中的毒性及其他毒性症候群的風險。

由於檢驗結果已證實膳食蛋白質攝取過低具有破壞效應，以及排毒病患會缺乏胺基酸，因此我們建議所有病患都要服用甘胺酸、N-乙醯半胱胺酸和甲硫胺酸補充品，以預防這些重要胺基酸缺乏所可能發生的問題，並促進排毒。我們強烈疾呼，在你排毒過程中一定要服用以上三種胺基酸，而且三者之中最重要的是N-乙醯半胱胺酸（NAC）。接下來我們就要進一步認識NAC和其他一些也很重要的胺基酸。

NAC　N乙醯半胱胺酸簡稱NAC，是穀胱甘肽的主要前驅物。穀胱甘肽是肝臟中一種化合物，可驅動排毒機制，將毒素運送到體外。研究顯示，NAC會影響血液中的穀胱甘肽含量維持在適當程度，如此一來，排毒過程所產生的化學物質才不會損害其他組織。

NAC很容易經消化道吸收，從飲食中攝取的效果，遠比營養補充品大六倍。臨床研究顯示，NAC具有以下的性質：

- 安全。
- 有效抑制自由基，相當不容易氧化。
- 促進穀胱甘肽的生成。
- 預防肺部生痰。
- 對於乙醯胺酚等過量症候群方面很有治療效果。
- 促進免疫反應。
- 有助維持充足的穀胱甘肽，對愛滋病患具有輔助作用。
- 有助調節肝臟排毒的胺基酸，包括葡萄糖胺、牛磺酸和穀胱甘肽。

NAC的建議服用劑量為每天3次、每次500mg，兩餐之間服用。

注意：在服用NAC進行治療之前，應排除所有腸道酵母感染。

甘胺酸　甘胺酸（Glycine）會用於肝臟的排毒反應（見第5章），但不是人體必需胺基酸。在1930年代，有一位叫作阿諾・奎克（Armand Quick）的醫師，他用甘胺酸治療肝病病人，獲得良好成效。著名的生化學家羅傑・威廉斯博士（Dr. Roger Williams），他從1950年代起就高瞻遠矚、致力推動營養醫學治療疾病，並提倡酗酒病患必須服用甘胺酸補充品。

甘胺酸不僅是肝臟排毒路徑中的必要成分，也是形成穀胱甘肽的物質之一。穀胱甘肽是人體最活躍的自由基清道夫。甘胺酸容易從膳食中攝取，人體也會大量生產，因此是屬於條件性的必需營養素。例如在排毒期間，人體才比較會有甘胺酸不足的情形，這時補充甘胺酸補充品便是有益的。

甘胺酸的建議服用量為每次1500～3000mg，兩餐之間服用。

甲硫胺酸　我們在自然療法醫學院接受教育，知道甲硫胺酸（Methionine）是一種人體必須的親脂性物質（lipotropic），可促進肝臟中脂肪的排除。甲硫胺酸等親脂性物質通常是分子供應者，會在一些排毒反應中貢獻所需的特定類型分子。其他親脂性物質還有膽鹼、甜菜鹼（前面談過甜菜）、葉酸、維生素B_{12}。有些藥草具有利膽特性（cholagogue），可刺激膽囊收縮，或具有刺激膽汁分泌效果（choleretic），可促進肝臟分泌膽汁，這些通常也被視為親脂性物質（進一步解釋請參閱後面「第三組策略：膽汁促進劑」）。

甲硫胺酸除了在脂肪代謝中扮演的角色，在人體中還執行許多其他重要工作。甲硫胺酸與細胞燃料ATP結合，形成S-腺苷甲硫胺酸（簡稱SAM或SAMe），是甲基的主要來源。甲基對細胞生化反應非常重要。甲硫胺酸用於RNA和DNA，以及牛磺酸和半胱胺酸的生產，這是另外兩種關鍵的排毒胺基酸酸。甲硫胺酸對於雌激素的分解過程尤其重要，在治療經前症候群（PMS）中，PMS可能是由過量雌激素的毒性所引起。

甲硫胺酸的新陳代謝取決於適量的維生素B_6、B_{12}和葉酸。缺乏維生素B_6和B_{12}，血液中的高胱胺酸會增加，累積的結果稱為「葉酸陷阱」。因此任何正在服用甲硫胺酸或飲食中含有豐富甲硫胺酸（例如肉食為主）的人，都需要額外補充葉酸和維生素B_6、B_{12}。

一些專家認為，體內硫氧化作用（Sulfoxidation）較差的人，通常是因為遺傳代謝缺陷，這些人應避免補充甲硫胺酸，以免在血液中造成半胱胺酸堆積，引發毒性，最終可能影響神經系統。這種缺陷與另一種體內亞硫酸鹽氧化酶（sulfite oxidase）較低的缺陷有關。為確定你是否有這種缺陷，不妨請醫師檢驗你的亞硫酸鹽氧化酶值。亞硫酸鹽氧化酶缺乏症的症狀有頭痛、慢性疼痛、胃腸道問題，並有含亞硫酸鹽食品不良反應的歷史。

如果你發現尿中亞硫酸鹽含量很高，可補充鉬（molybdenum）來治療這個問題。

建議甲硫胺酸劑量是每日兩、3次，每次1000毫克。

第三組策略：膽汁促進劑

自然醫學醫師業界有一種已經過驗證的體內清潔方法，就是運用自然療法來增加膽汁流動。肝臟藉由膽汁排出毒素，因此膽汁的刺激和促進分泌，可使肝臟更有效去除毒素。良好的膽汁促進劑有：

蒲公英根（taraxacum）、薑黃（turmeric）、白屈菜（chelidonium）、朝鮮薊、卵磷脂、牛膽汁鹽（ox bile salts）和奶薊（milk thistle）。不過你不需要服用所有的膽汁促進劑，只要依據以下選擇一種即可：

蒲公英　蒲公英根（Taraxacum, Dandelion root）中含有高量的蒲公英（本章前面討論過）。蒲公英的益處來自於增加膽汁產量的能力，同時活化膽囊的排泄。蒲公英是一種安全、溫和、有效的膽汁促進劑，應服用較高劑量。

蒲公英根建議攝取量，以泡茶來說，每天3次。固體萃取物每次1茶匙（5公克），粉劑每天8公克。

薑黃　薑黃（Turmeric）是南亞烹調食品中常見的辛香料，具有獨特的黃色，是印度咖哩中鮮明的特徵。雖然對其他地區的人來說不具有普遍吸引力，但這種辛香料是一種非常重要的中藥。薑黃用於治療在印度和中醫師已有千年歷史，可保護肝臟，促進膽汁分泌。薑黃中的治療成份是薑黃素（curcumin），就是薑黃呈黃色的色素部份，是一種生物類黃酮。

根據近代研究，已知薑黃是一種強有力的抗炎物，效用可比任何市售抗炎藥物。研究顯示薑黃對關節炎的治療特別有用。由於薑黃所含薑黃素對抗發炎的能力，也是一種有益的抗氧化物，可清除人體自由基，並保護ＤＮＡ，免於氧化物和過氧化脂質的傷害。

薑黃的建議劑量是每餐飯後4粒膠囊或溫水加1茶匙薑黃粉攪拌服用。（你也可自行製作薑黃素膠囊。可在保健食品專賣店和藥房購買空膠囊，然後填入薑黃粉，薑黃粉在超市調味料區或辛香料專賣店等處有售。）

卵磷脂 卵磷脂（Lecithin）極有益於稀釋膽汁，並促進毒素排出肝臟。卵磷脂主要取自大豆（黃豆），排毒飲食中可用卵磷脂，因為它經過精製，與原本難以消化的蛋白質不一樣。卵磷脂已證明可顯著提高膽汁的溶解度。我們在診所會讓所有罹患膽囊疾病的病人服用卵磷脂，發現它對肝臟疾病也有幫助。

一項研究發現，卵磷脂能夠延緩卵巢癌的發生，甚至使肝硬化好轉。在這個研究中，卵磷脂實際上可防止酒精傷害造成的肝臟結疤，由於效果良好，顯示卵磷脂既可改善膽汁流動，又可保護肝臟。另外還可用於治療高膽固醇和肝炎。不過對於促進膽汁分泌則並不明顯。事實上，刺激膽汁流動過快，可能會導致頭痛和膽囊疼痛。

卵磷脂的建議服用劑量是每日4次，每次500毫克。

第四組策略：膽汁結合

肝臟分泌膽汁，儲存在膽囊中，然後再由膽囊將膽汁擠出，進入腸道。如果膽汁受到結合物質的結合不足，無法一起排出膽囊，會造成膽汁中的有毒化合物重新被腸道的高滲透性膜所吸收。由於膽汁含有毒素，排毒目的在於加強排除所有膽汁，因此會運用木炭在腸道中結合膽汁。蔬菜和全穀物的水溶性纖維，對於膽汁的結合也有幫助。再者，腸道也必須規律順暢地運動，以防止有毒膽汁與大腸膜接觸的時間過長。

木炭 腸道中，肝臟處理毒素後，會分泌膽汁，膽汁裡面含有細菌。有些細菌產生一種酶，稱為β-葡醣醛酸糖苷酶（β-glucuronidase），這種酶會釋放膽汁中的毒素，造成毒素可能再次被人體所吸收，並在體內循環。然而，一旦膽汁與木炭（Charcoal）結合，膽汁中的毒素即使用血漿或胃液都再也無法分離。

木炭的作用有如海綿，但所具有的巨大吸收能力，則遠超過木炭的大小。例如，1公升的粉狀木炭，可吸收80公升的氨水（阿摩尼亞）。活性炭可吸收細菌、病毒、細菌毒素，甚至激素，已用於霍亂、痢疾、腹瀉和消化不良的治療。木炭對腸道中有害菌特別有效用。即使肝功能衰竭病人，也可從高劑量木炭中受益，因為木炭能有效防止毒素在血液中累積。木炭的毒素排毒劑功能已經有一百多年歷史，今日在醫院中某些類型的中毒仍然是用木炭作為治療的處置。

木炭吸收毒素的性能比所有物質都更有效，而且安全又便宜。唯一建議的木炭類型是木頭燒製的木炭，市售有膠囊型的補充劑。

木炭的建議服用劑量是每餐飯前2顆膠囊，或粉末狀木炭2茶匙（10公克）。為達成最佳效果，請空腹服用。對於施行7日排毒計畫的人，我通常只推薦給患有嚴重消化問題的人。胃酸過多、糞便黏液、腸胃脹氣、腹痛（腸躁症候群）的人，最能獲得木炭的益處。

水溶性纖維　纖維對於腸道的排毒至關重要。食物留在腸道的時間愈久，食物愈可能腐敗，愈多毒素可能滲漏到血液中。適量的水溶性纖維（soluble fiber），會使得消化的食物體積膨脹，腸道容易運送。一些腸道細菌會產生內毒素，纖維可減少這些細菌的過度繁殖，縮短毒素留在腸道裡的時間，因而減少毒素重新被人體吸收。纖維還可增加腸道中細菌毒素及腐敗蛋白質產物的排泄。

水溶性纖維建議劑量，就是EcoTox排毒飲食所建議吃的米飯、新鮮蔬菜水果，以及米蛋白濃縮粉。

第五組策略：培養腸道益菌

正如我們在第四章中所討論的，人類胃腸道中的微生物至少有400種，其中有些對人類有益，有些則無益。這些「益菌」和「害菌」爭奪空間和營養。「益菌」又叫益生菌（probiotics），可分泌物質，殺死腸道中有利條件下所繁殖生長的一些有害致病微生物。如果益菌和害菌兩者之間失去平衡，造成腸道中害菌過度繁殖，會造成細菌毒素進入血液。腸道菌的變化或腸毒血症（腸道細菌產生毒素所造成）已知與範圍廣泛的疾病有關，包括：類風濕性關節炎、僵直性脊椎炎、結腸炎、糖尿病、腦膜炎、重症肌無力、甲狀腺疾病和腸癌。

抗生素、類固醇和避孕藥一般都會擾亂腸道正常的細菌平衡，其他因素還有飲食不良和慢性便秘。腸道菌可以口服營養補充劑的方式，重新創造最佳平衡的環境，保護腸道和身體其他部位，避免危險病菌的傷害。

腸道益菌最常見的兩個來源，分別是：嗜酸乳酸桿菌和比菲德氏菌株。乳酸桿菌屬通常發現在大小腸和陰道褶皺中。為了抑制其他非益菌的生長，腸道中乳酸桿菌的存在數量必須非常多。

一些醫師開始考慮布拉酵母菌（Saccharomyces boulardii）作為腸道疾病的另一種治療性的益生菌藥劑，先是在歐洲受到廣泛的應用，由於效果良好，漸漸傳播至美國。布拉酵母菌已證實可減輕腸膜黏液，並且對慢性腸躁症病人很有益。

乳清濃縮物是一種來自牛奶的特殊免疫球蛋白，是可以保護腸道的一種物質，許多醫師都推薦。乳清濃縮物含有IgA，IgA會與腸道中的害菌結合，使得害菌不容易附著在腸壁上，因此可保護腸道免於害菌的傷害。

益生菌補充品在許多情況下尤其重要。例如，接受抗生素療程後（亦適用於母親使用抗生素藥物後照顧嬰兒），使用避孕藥物或類固醇，以及慢性便秘、白色念珠菌和細菌性陰道炎，以及胃腸道感染或發炎等情形。同時也對以下的人有益：乳糖不耐症、高血膽固醇、慢性肝病、口腔單純皰疹感染、癌症，以及輻射、細菌或病毒感染造成的腹瀉。也可用來作為嬰幼兒腹瀉和控制痤瘡的預防品。

對急性細菌或真菌感染，成年人每天服用劑量為150至200億個菌體，非常有益。

補充益生菌的建議服用劑量為每天30至70億個菌體，排毒期間或長期服用皆宜。最理想的是服用嗜酸乳桿菌和比菲德氏菌，膠囊或液狀皆可，健康食品店有售。含有活菌的益生菌補充品需要冷藏，以確保品質，最好在兩餐之間服用。（不建議以優格等發酵產品進行補充，因為菌數無法掌握，並且通常不含活菌。）

基於大量醫學研究資料所驗證的有效性，我們建議在排毒計畫中使用嗜酸乳酸桿菌。由於有愈來愈多的醫療保健人員使用其他益生菌，例如布拉酵母菌和乳清濃縮物，因此我們也提供建議劑量作為參考。布拉酵母菌的建議服用劑量是每天3次。、每次300毫克。

乳清濃縮液的建議服用劑量是每天3次。、每次1茶匙溶於溫水中。

第六組策略：降低腸道通透性

腸壁的構造原本只允許非常小的分子通過。如果腸壁的滲透性變高，腸道所要排出的化合物就會滲漏進入血流。當這種滲漏發生時，一種生物性的大敵也隨之而生：有毒的敵人侵入我們身體的堡壘，削弱我們的抵抗力，終將擊垮我們。胺基酸中的麩醯胺酸，米製品中的穀維素（γ-oryzanol）、維生素E、泛酸、鋅、水溶性纖維和菊芋中的菊糖等，都已證實可治療受損的腸膜。

麩醯胺酸 麩醯胺酸（glutamine）是腸細胞產生能量所需的燃料，是維持正常功能所必須。麩醯胺酸可使腸道中的細胞膜增厚，因此有害分子無法通過，就不會進入血液循環。還可防止細菌穿過腸膜，促進免疫系統在腸膜中分泌抗體，改善腸道免疫功能的健康。

我們在診所中曾看過一個從出生起就使用抗生素的小男孩，同時濕疹幾乎也從他出生便如影隨形，試過所有藥膏都無效。當他終於到我們診所時，他已經四歲。我們立即讓他開始實行排毒計畫，治療腸道通透性，效果卓著。他的排毒計畫包括每天服用3次麩醯胺酸。建議的麩醯胺酸劑量是每天3次。、每次500毫克。

第七組策略組：維生素，礦物質和營養素

營養素對人體中所有生化過程的運作是不可或缺的，排毒的生化作用需要特定維生素和礦物質的支持。事實上，維生素在治療上有許多益處，都是與維生素參與排毒循環有關。以下要介紹一些排毒過程中常見的重要維生素、礦物質和其他營養素。

生物類黃酮 生物類黃酮（Bioflavonoids）存在於食物中，種類超過六千種，具有天然抗氧化力，可保護人體組織。由於維生素C可復元生物類黃酮的抗氧化力，因此兩者搭配一起使用效果最好。我們建議用於排毒的生物類黃酮是兒茶素、水飛薊素和薑黃素。

兒茶素在綠茶中發現。綠茶含有數種多酚兒茶素（一種生物類黃酮抗氧化物），但最強的是「表沒食子兒茶素沒食子酸酯」，簡稱EGCG，人們發現它保護細胞膜的抗氧化強度，比維生素E高200倍。研究顯示喝綠茶（不是紅茶）對心血管疾病有一定的保護作用。兒茶素可活化肝臟中的排毒酶，與抗癌有關。兒茶素亦對肝臟具有特殊的親和力，所以可有效用於治療肝病、肝炎和酒精相關的肝病症候群。還可提供腸道保護，避免病菌毒素的傷害，以及類風濕性關節炎和皮膚會硬化的硬皮病等膠原蛋白疾病。

綠茶確實含有一些咖啡因，但對重度咖啡飲用者來說卻很理想，改喝綠茶可減輕咖啡因戒斷症狀。綠茶相對安全，因此對一些總是覺得精神不好，想要清醒的人來說，可用以提振精力。另外對需要減肥的人來說也是非常好的。

兒茶素的建議服用劑量為每天至少3杯綠茶。

水飛薊素　水飛薊素（Silymarin）是在奶薊中發現的一群生物類黃酮物質，可有非常戲劇性的效果。它的抗毒素、抗氧化作用，是其他藥物所不可取代的。水飛薊素具有強大的抗自由基作用，並可使穀胱甘肽產量增長35%以上，因而促進肝臟排毒，這是其他藥物所作不到的。它的有效性已藉由肝功能檢驗中較少的酶標記而證實，呈現非特異性肝細胞發炎的情形。由於低花費、安全性和有效性，水飛薊素可謂居於所有自然產品的最高地位。

水飛薊素確是一種奇妙的植物物質，用來治療以下狀況頗具成效：

- 糖尿病所引發的神經系統併發症。
- 糖尿病病人的脂肪肝疾病。
- 懷孕期間體內高激素值所引起的噁心。
- 慢性酒精性肝病。
- 暴露於工業化學製品的毒性。
- 急性病毒性肝炎。
- 肝硬化。
- 保護免疫系統和肝臟。

水飛薊素的建議服用劑量，為每天3次、每次200毫克。

維生素A　對於各種免疫和中毒性疾病，我們所推薦的維生素A不是β紅蘿蔔素，而是視黃醇或視黃酸（retinol、retinoic acid，即維生素A酸）。研究顯示，暴露於環境毒素，會增加人體對維生素A的需求。

維生素A的建議服用劑量是每天1萬至3萬國際單位IU。每天服用超過1萬IU劑量，需徵詢醫師意見。

核黃素（維生素B_2） 核黃素（Riboflavin）對於細胞產生能量很重要，也與穀胱甘肽的生產有關，穀胱甘肽是一種重要的排毒抗氧化物。缺乏核黃素會降低穀胱甘肽的抗氧化物防禦力。服用核黃素會使尿液變黃。

核黃素的建議服用劑量是每天10到20毫克。

菸鹼酸（維生素B_3） 菸鹼酸（Niacin）已用來治療高血壓、膽固醇、糖尿病、精神分裂症（思覺失調）和腦血管功能不足（腦血流量低）。菸鹼酸在細胞能量代謝及製造神經傳遞物過程中，扮演著重要角色，這些都會影響大腦的正常運作。它也參與排毒反應。

菸鹼酸的建議服用劑量為每天10至1000毫克。如果你每天服用超過1000毫克，請徵詢醫師為你進行肝臟檢查，以監測你的狀況。在罕見的情況下，有人會對高劑量的菸鹼酸會產生敏感性，造成不僅對肝臟沒有幫助，還會引起發炎。

泛酸（維生素B_5） 在我們的診所中，將泛酸（pantothenic acid）稱為「壓力維生素」，因為它以各種方式保護身體。泛酸對人體合成輔酶A和葡萄醣醛酸非常重要，此兩者都是人體排除藥物和毒素的排毒作用所必須。輔酶A具有幫助糖和脂肪燃燒、以ATP的形式釋放能量，並協助合成脂肪酸、膽固醇、類固醇、磷脂和紫質（porphyrin）。它可支持乙醯膽鹼這種神經傳遞物的合成，幫助修復受損組織。亦可控制抗氧化酶，調節細胞中的自由基反應，並且支持和改善白血球活性，有益於傷口癒合。在人體受損和暴露在毒素下等，造成生物活性需求增加的時候，泛酸也是一種重要的營養素。

泛酸的建議服用劑量是每天500毫克。

鈷胺素（Cobalamin，維生素B_{12}）、葉酸（Folic Acid）和吡哆醇（Pyridoxine，維生素B_6） 因為維生素B_{12}可貢獻甲基，幫助排除高胱胺酸的毒性。葉酸、維生素B_6、甜菜鹼也能排除高蛋白質飲食中過量的高胱胺酸，在此化學反應中，這三種維生素相輔相成，所以必須囊括在排毒計畫中成為補充品的一環，尤其是經常吃肉的人。

維生素B_{12}也可幫助對亞硫酸鹽敏感的人，亞硫酸鹽經常用作沙拉吧食物和葡萄酒中的防腐劑。食用含有亞硫酸鹽的食物後，會類似氣喘的症狀，表示有亞硫酸鹽敏感。以這種情形來說，應一併服用維生素B_{12}和鉬補充劑，鉬每天100至600微克（mcg或μg）。

維生素B_{12}的建議服用劑量是每天1000微克。

鎂、銅、錳、鋅、鉬、硒 細胞中處理毒素的酶，需要所有這些礦物質來活化。礦物質成為酶作用的反應位置。沒有這些礦物質，酶無法運作。缺乏礦物質通常是由於吃素、減重飲食、酗酒、老化或缺乏蛋白質。

鎂（Magnesium）是我們在診所中最常見的礦物質缺乏，由於缺乏的情形過於普遍，因此我們所有的病人都要服用鎂補充劑。鎂用於治療氣喘、心血管疾病、糖尿病、疲勞、纖維肌痛、偏頭痛、疼痛、經前症候群。人體運用鎂進行３００種以上的酶反應，產生能量，並驅動排毒機制的酶。

銅（opper）、錳（Manganese）、鋅（Zinc）對超氧化物歧化酶（ＳＯＤ）的形成非常重要，這是一種抗氧化酶。鋅與其他許多酶一起作用，並且對細胞膜的構造很重要。鋅也是激素的基本組成，並在細胞複製過程中，藉由補充細胞缺乏的營養，加速身體癒合。極度缺乏鋅的情形，會在皮膚和腸道出現病變。動物性蛋白質是鋅最豐富的來源，因此攝取動物性蛋白質不足，鋅缺乏的風險會最高。

缺乏鉬（Molybdenum）會導致亞硫酸鹽毒性，因為分解亞硫酸鹽的酶需要鉬，這種酶稱為亞硫酸鹽氧化酶。缺乏鉬也會導致氣喘甚至神經受損。有一種與建構ＤＮＡ分子發生反應的黃嘌呤氧化酶，也是一種需要充足鉬的酶。

硒（Selenium）用於形成穀胱甘肽氧化酶，有助人體免於自由基傷害，也可防止鉛、汞、鋁、鎘等重金屬傷害。

這些礦物質的建議服用劑量如下：

• 鋅：每日15毫克。
• 銅：每日2毫克。
• 鎂：每日500毫克。
• 錳：每日30毫克。（根據七日排毒計畫，為了維護健康，每日建議服用劑量是10毫克，並且應諮詢醫師。）
• 鉬：每日0.5毫克
• 硒：每日0.2毫克

第八組策略：瀉劑（視需要而定）

小腸是人體免疫功能最活躍的部位。瀉劑（Cathartics）具有通便作用，可幫助腸道排出、淨化和排空毒素。通便作用有助產生最好的免疫反應，因此瀉劑是治療急性健康問題的有效藥物。排除刺激物質，清潔腸道，可改善免疫的辨識度，使抵抗病菌的分子提高辨識致病異物的能力。因此人們常說，治療腸道的醫師，等於是控制免疫系統，從而能夠控制的病患疾病。

列為止瀉劑的藥草，僅用於便秘、發燒以及有嚴重中毒症狀者，如：舌苔厚、口臭、體臭、腸道氣體過多、過敏、食慾不良。如果你在排毒七日期間發燒，諮詢醫療保健人員，以確定這些症狀是淨化過程的結果，而不是其他原因。

1930年代大蕭條後，一位著名的自然療法醫師卡羅（O. G. Carroll）使用通便藥物來協助許多急性病患的早期症狀，特別是急性感染或發炎等病例。根據卡羅醫師，服用他的配方，接下來兩餐不要吃，感冒便會不藥而癒。當時卡羅醫師的配方，如今我們在治療消化不良、蛔蟲、蟯蟲、心絞痛和氣喘等各種急症早期階段，也是建議病人使用相同的藥草配方。

基本的瀉劑配方是由4份苦艾（Artemesia absinthum）和2份開普蘆薈（Aloe socotrina），一起混合裝入膠囊。苦艾是腸道上半部的補充劑，開普蘆薈則會刺激腸道下半部。我們認為，在任何排毒好轉反應發生時，這種藥草配方都是用於第一線的治療方式。

這種瀉劑的建議服用劑量是每天服用1顆膠囊，便已具有強效通便作用，如果腸道沒有反應，可每4小時服用1顆膠囊，直到排便為止。噁心反胃不應服用瀉劑，除非噁心是由食物中毒所引起。

排毒好轉反應是什麼？

排毒好轉反應（healing crisis）指的是在排毒期間健康的變化情形，特徵有：發燒、腹瀉、頭痛、食慾不振，以及其他常見的急性感染症狀。但由於很難辨認究竟是疾病還是好轉反應，因此若出現症狀，最好諮詢醫療保健專業人員，尤其是接受過排毒醫學訓練的人。

第九組策略：抗寄生蟲藥（視需要而定）

許多公佈的消費者文獻將一些慢性病歸咎於人體內的寄生蟲。腸道的寄生蟲和微生物，如梨形鞭毛蟲（Giardia）、人芽囊原蟲（Blastocystis hominus）等，公認為是癌症到愛滋病各種疾病的源頭。想要嘗試的人以及很想治癒的病人，用的驅蟲配方含有丁香（cloves）和黑胡桃殼（black walnut hulls），這兩種藥材都是殺死寄生蟲的民俗偏方。

如果你有慢性疾病症狀，懷疑自己可能有寄生蟲，請你去找醫師，並要求進行寄生蟲檢驗。如果結果是肯定的，請進行適當的治療。我們已知一些藥草和萃取物對寄生蟲有效，但某些類型寄生蟲可能需要西醫藥物治療。除非你確知自己有寄生蟲問題，否則不建議驅蟲。

想要清除系統中的腸道寄生蟲，必須治療寄生蟲、阿米巴和真菌（酵母菌），此三者每一種本身就是一個重要的主題，但各種寄生蟲的完整治療觀點已超出本書範圍。下面列出一些抗寄生蟲的藥草，並對每種寄生蟲提供一些治療建議。但是，以下說明並不代表唯一可用的治療方式。**警告：**這些藥草療法可能不適用於孕婦，務必徵詢醫師。

苦艾（Artemesia absinthum）　苦艾是一種鼠尾草，屬於菊科。苦艾含有的苦艾醇（Absinthol）是一種揮發油，是苦艾油苦味的來源。這種油對寄生蟲非常有效。在歷史上，苦艾用於生產苦艾酒，這是一種歐洲流行的晚餐後消化飲料。

不幸的是，在生產飲料時，苦艾植物中的毒性集中，長期攝入後，會產生神經性問題。今天，苦艾製劑的形式有苦艾茶或粉末膠囊，毒素的含量很低，因此除非服用超過建議劑量，否則不會出現危險的副作用。苦艾除了可驅除寄生蟲，也是一種非常有效的肝臟和膽囊疾病藥物。

以苦艾花草茶飲來說，建議劑量是1茶匙乾苦艾用一杯沸水沖泡，浸泡10分鐘再喝，一天喝3次，喝一兩天即可。膠囊的建議服用劑量是每次服用2粒。

阿米巴原蟲：木瓜（Papaya）　我們一些病人經常到南美州等熱帶國家去旅行，他們聽說這些國家利用木瓜進行斷食，防治阿米巴蟲害。我們的診所是使用木瓜蛋白酶，這種來自木瓜的酶具有在腸道中分解寄生蟲的能力。我們用木瓜蛋白酶片劑或丸劑得到非常好的效果，治療安全又相對便宜。

木瓜蛋白酶建議服用劑量為每天3次，每次1顆，三餐之間服用，維持一週，同時執行EcoTox計畫。如果你有任何腹部不適或刺激，停止服用木瓜蛋白酶。

真菌過度繁殖：十一烯酸（Undecylcenic Acid）　十一烯酸是一種蓖麻油中的脂肪酸，對於抑制腸道真菌、酵母菌過度繁殖非常有效，只是很少人知道。藥房和健康食品店所銷售的藥物和抗真菌劑也很有效，我們不能確定十一烯酸是否比其他抗真菌劑好。然而我們知道，我們的病人使用十一烯酸都能得到良好的治療效果。

十一烷酸的建議服用劑量是每天3次。每次2顆，三餐間服用。

服用營養補充劑的注意事項

由於在斷食的頭兩日，大量毒素湧入系統，身體需要抗氧化物，還可防止頭痛和不舒服的感覺。在斷食期間，你可同時執行完整的營養補充品計畫，但因為斷食你是空腹的狀態，吃下維生素等營養補充品難免腹部不舒服，在這種情形下請減少其他不充品，只服用以下三種關鍵營養素：煤炭每天3次。、每次1粒膠囊，維生素C每天3次。、每次500毫克，奶薊每天3次。、每次1粒。

另外我們發現，經過數百名病人的實踐，將藥品級精油含在舌下，這是一種刺激肝臟快速排毒的有效方法，不過我們這種建議並沒有醫學文獻的支持。如果你能找到口服等級精油，我們高度推薦混合各1滴的薑、洋甘菊、迷迭香精油，一起滴在舌下，每天1次，持續7日。

你的營養補充劑計畫，最基本應包括下列：

- 優質的多種維生素，其中至少含有每日建議服用量的維生素A、B群和E，以及15 mg鋅、2 mg銅、30 mg錳、0.5 mg鉬、0.2 mg硒和500 mg鎂
- 維生素C
- 奶薊

• 嗜酸乳桿菌（A菌）

如果你有其他想要治療的特殊病況，不妨加入你所適用的補充劑。例如，診斷有寄生蟲的人需要驅蟲藥，長期便秘者則可使用瀉劑。如果你一直有慢性肝炎，可加入硫辛酸或甘胺酸。如果你長期有腸炎或食物過敏病史，或有其他原因讓你懷疑自己有腸漏症，則可加入麩醯胺酸。

不過請記住，每個人對特定維生素的耐受性都不同。注意你的身體對某些維生素超過正常劑量時，可能會有不良反應。我們有些病人對維生素C會有反應，有些是菸鹼酸，有些是維生素B群。如果是這種情形，我們會尋找替代品來達成同樣的效果。

為幫助你選擇正確的補充劑，制定服用計畫，請遵守以下指導：

1. 如果你有纖維肌痛或慢性疲勞症候群，請選用肝臟排毒檢驗（參見第7章）。這種檢驗很有用，我們一些中毒病人經過檢驗之後發現異常。確定異常之後，接著需要找出異常的原因。原因可能包括酒精或毒品的使用、殺蟲劑暴露或腸道毒素。精確的分析可提供修正問題所需的訊息，並促進適當的第一週期和第二週期排毒。
2. 為氧化壓力提供足夠的抗氧化物支持，這是由你的生活方式、職業、實驗室檢驗所決定。氧化壓力檢驗的作法是藉由血液檢驗來完成（見第7章），或透過一位受過專業訓練的醫療人員，進行徹底評估。

3. 腸道通透性會損害或消耗排毒所需要的營養。如果你的腸道通透性很高，需要比腸道通透性低的人，遵循一種營養更為密集的計畫。想要了解自己是否需要進行檢驗評估，請參閱第4章所討論的腸道通透性。

4. 有些人的營養素和毒素代謝方式不同，因此為了達成最佳效果，你會需要實驗看看，服用較高劑量或較低劑量的補充劑。血液檢驗可檢查胺基酸、脂肪、礦物質和維生素等是否符合健康標準（見第7章），並將你可能有的任何不平衡和缺乏情形找出來。

5. 藥物會改變人體的排毒能力。例如，百憂解（Prozac）等選擇性血清素回收抑制劑（抗焦慮劑，簡稱SSRI）會抑制肝臟排毒酶的作用。如果你在服用這類藥物，應由合格的醫療專業人員為你進行評估，依照個人需求決定你適合哪些營養補充劑。

6. 反複使用抗生素，長期慢性腸道發炎，都需要特別注意。這些問題可藉由口服營養補充劑來解決，但問題不見得會在7日排毒之後消失，有時甚至會需要幾個月時間。我們看過一些病人的腸道中有大量的細菌毒素，造成肝臟排毒功能受損。通常我們會給這些病人較高劑量的排毒營養素。如果你有反複使用抗生素的歷史，或目前已確診為腸道發炎，你應小心自己可能患有腸道細菌毒性的問題。想要處理這些問題，避免復發，請依照本書所寫的指導方法，每年三、四次執行為期7日的排毒計畫。為了使受損的腸道康復，你可能需要在數個月內執行此計畫幾個星期。

第三單元：循環系統的治療

想要鋼琴或汽車引擎運作順暢，必須加以保養調整，你的身心也不例外。在這第三單元中，我們將致力於討論，如何藉由調整血液和淋巴液循環，來維護你的身心健康。這件事的重要性尤其是在你進行7日排毒計畫的時候。除了遵守專門的飲食並服用營養補充劑，我們另外推薦4種簡單的方法，可增加血液循環和新陳代謝率，這4種方法分別是：水療、乾刷皮膚、運動療法、呼吸和心理訓練。這些方法還可以釋放壓力，有助排除體內毒素。

循環系統對人體所有器官、組織和細胞都非常重要，可攜帶人體所淘汰的不要廢物。水療可改善血液流向重要器，官並減少組織中的脂肪。運動療法可增加代謝率，推動體液在淋巴過濾系統的流動機制。呼吸和心理訓練目的是減少神經系統的緊張，以免干擾肝臟酶系統的微妙運作，使得肝臟中的毒素不容易釋放、排除。

水療

水療（Hydrotherapy）是一種傳統又簡單的保健方法，原理基於常識，經得起時間的考驗，變得愈來愈有價值。即使沒有醫療人員協助或不具備專業知識，也能進行水療。在排毒醫學中，豐富經驗的醫師經多年來臨床上的觀察，確立了水療的有效性。在北美和歐洲，歷經150年的水療一直是傳統自然排毒療法的基石。

1923年，約翰・哈維・家樂醫師（John Harvey Kellogg）出版《合乎理性的水療》（Rational Hydrotherapy），這本書共1200多頁，解說224種水療的不同應用方法。

水療是以不同方式交替使用冷熱水，來增加血液在人體組織中的流動，特別是皮膚。在你實行排毒計畫時，每天一定要做一種水療法，因為此時你的身體受到壓力，水療可幫助疾病的治療，甚至預防疾病。我們根據進行的困難程度，從簡單開始解說4種水療法，你可加以運用。

要提醒你注意的是：如果你進行水療後，頭髮未乾，身體也穿得不夠溫暖，可能會受涼甚至嚴重感冒（導致重度支氣管炎和肺炎）。因此水療後請保持身體溫暖，全身包裹密實，頭髮一定要吹乾。另外，空腹時進行水療可得最佳效果，因此理想的執行時間有二，早上的起床，以及晚上睡前。傍晚用過晚餐之後就不可以吃任何東西。這兩段時間也是做運動和靜坐冥想的好時光。

淋浴法（Shower Method） 先熱水沖澡5分鐘，對著背部沖，只要能忍受，水愈熱愈好，然後切換到另一端冷水，一邊沖冷水、一邊快速數30次呼吸即可。接著，再沖5分鐘熱水，小心水不要太燙以免受傷，然後再快速沖冷水並數呼吸30次。最後重複這種熱冷循環一次，共3次。熱冷重複3次後，走出浴室，迅速擦乾身體，走回床上，蓋好被子或床單躺30分鐘，確保身體溫暖。完成後起床，開始你的一天。

水療完畢必須躺在床上休息放鬆，這樣做可促進血液循環，並維持一段時間。等到你起床開始移動，或因為一些活動、想法而精神變好，往腹部流動的血液就會開始受到限制。水療原本目的在於促進血液往腸道流動，因此想要達成最佳效果是在空腹的時候（消化時胃部的血液循環比較好）。

這種療法可舒緩交感神經系統，並增加胸部和腹部器官的血液流量。熱冷水交替沖在背上，會刺激脊髓兩側上下的交感神經鏈。如果你覺得腹部變冷有點涼涼的，這是因為腹部的血液流量增加，表示你所施行的水療方式正確，裡外都能得到清潔。

如果你沖完水沒時間躺著，那麼請確保淋浴後一定要保暖。這種熱冷水淋浴法每天可做兩次，但至少每天要做一次。

泡澡和濕布法（Bath and Wet Sheet Method） 這種方法可取代前面的淋浴法，也可以做完淋浴法再做這個方法。將浴缸放滿熱水，溫度是你所能忍受的最高溫（通常約為攝氏42度），進去泡15到

45分鐘，直到再也忍受不了高溫為止。接者走出浴缸，用事先準備好的濕冷布包裹身體。

濕冷布在洗澡前就要準備好。用一塊大布或床單浸泡冷水、擰乾，裝在塑膠袋中，放入冰箱的冰室或冷凍櫃中冷卻數小時，等到濕布冷透。如果放在冷凍櫃中冷卻，請注意不要超過1小時，以免布或床單結凍變硬，就無法用來包裹身體了。如果冰箱位置和浴室距離較遠，不妨請人等你泡好澡幫忙拿過來，或者是準備一個可攜式冰桶放到浴室裝濕布。

用這張濕布把身體包裹起來以後，回到床上，床上面要鋪滿大毛巾，躺上去以後要在濕布外面再蓋上幾層被子。你有1分鐘左右會覺得很冷，接者會變得溫暖，最後會變得非常熱，開始流汗。蓋著被子30到60分鐘，你也甚至可能睡著。

我們建議在睡前進行這種治療。等你躺夠時間，1小時後起床，趕快穿上溫暖的睡衣，把濕毛巾從床上取下，換上乾床單（確保床上所有床單、被子、枕頭等都是乾的），然後好好睡一覺。如果你不是在晚上做而是在其他時間，要確定全身都已經變乾，衣服也穿得很保暖，才能出門。水療後很容易受涼，所以要特別留意。涼氣會干擾血液流入皮膚，還可能引起呼吸道感染。

泡澡濕布法對皮膚和淋巴系統特別有益。這種方法可產生好轉反應（由排毒引起的免疫反應），使身體微微發燒，這對毒性的症狀尤其有幫助。濕布療法對初期感冒症狀很有效，當你覺得身體有點冷、輕微喉嚨痛，就可以進行這種濕布泡澡水療法。

健生水療法（Constitutional Hydrotherapy） 巴斯帝爾醫師（Dr. Bastyr）是一位著名的自然醫學醫師，也是美國西雅圖巴斯帝爾大學命名的由來，他強調為罹患慢性疾病病人，施行健生水療法的重要性，可強化腎臟、腸道和肝臟的血液循環。由於促進肝臟和腎臟的過濾作用，以及食物消化的改善，促進重要器官組織中的細胞營養。增強血液和淋巴循環及攜帶氧氣，排除毒素，激發免疫系統的活性，進而強健體魄。不過想要自己獨自進行這種治療法並不容易，所以你可能需要一個幫手。

一開始要，準備兩組共4條浴缸大小的毛巾。一組毛巾用熱水浸泡、擰乾，另一組則用冷水浸泡、擰乾。臉朝上仰躺著，從脖子到腰部赤裸，請幫手將兩條濕熱大毛巾疊蓋在你身上，從鎖骨蓋到恥骨，然後再蓋上被子，包裹得暖暖的。十分鐘後拿掉熱毛巾，換成冷毛巾，一樣從鎖骨蓋到恥骨，然後再蓋上被子保溫。

接著重複再做一次同樣冷熱毛巾交替包裹的治療過程，只是這次臉朝下趴著，請幫手將毛巾蓋住你的背部，從脖子蓋到臀部。為了確保治療效用，毛巾的溫度必須要熱得夠熱，冷得夠冷，盡可能忍受。譬如冷毛巾用滿是冰塊的冷水來浸泡，是一個不錯的想法。等到治療做完，如果冷毛巾還沒有被你的身體變溫暖，可重新擰乾一組熱毛巾蓋上，接著換上一組比較沒那麼冷的毛巾蓋上。當治療結束，你必須能夠以自己身體的熱量使包裹的冷毛巾變熱，才表示健生水療法有效。

三溫暖療法（Sauna Therapy） 三溫暖非常安全，數千年來在許多文化中都一直使用。在印度阿育吠陀醫學傳統中，排汗治療是五種主要排毒方法之一。芬蘭人和美國原住民各族，兩者都推崇濕熱和乾熱對身體的益處，可以迅速大量排汗。每次做完三溫暖，你應以冷水淋浴，以得到最佳血液循環效果。

我們在第 4 章中討論過，皮膚的作用就像是第二種腎臟。皮膚的表面積是驚人的大，總共約 1.7 萬平方公分，汗水是由血液和淋巴液所形成。當我們排汗時，血液和淋巴液所含的部份毒素就會藉由皮膚一起排泄出來。

關於三溫暖療法，最了不起之處在於大多數人都能夠接受。無論健康或生病的成人，都能受益於三溫暖，除了癲癇症病人不應使用這種形式的治療。

一般並不建議兒童使用三溫暖療法，因為會有快速脫水的情形。也不推薦孕婦、容易頭痛或身體容易發熱的人。此外劇烈運動後也不宜馬上做三溫暖。

研究顯示，即使是心臟病病人或有複雜循環系統問題的人，做完三溫暖都很少有併發症。幾項研究顯示，三溫暖的熱，可改善血液循環，放鬆血管收縮，減輕心臟負擔，促進良好的周圍血液循環。

三溫暖是一種促進皮膚排毒的強大策略。

人體的脂肪組織儲存許多毒素。排汗療法可快速減少脂肪儲存，刺激脂肪中的接受器釋放毒素。三溫暖治療會改變組織中的生物化學和神經系統功能，在三溫暖治療中改變了角質層，活化脂肪儲存，加速脂肪流失。當你排汗時，脂肪和血液中的各種毒素（多氯聯苯、鎘、鉛、工業化學製品等）藉由皮膚排泄。三溫暖的熱量也促進人體快速燃燒脂肪儲存，只要持續做三溫暖，這種效果也會一直持續。

科學研究已經證實三溫暖療法的排毒功效。在一項研究中，在火災發生後，有14名消防隊員因為接觸多氯聯苯，在6個月時間內相繼出現神經性心理問題，經過施行三週的三溫暖計畫，並與一群「控制組」消防隊員進行比較，控制組來自同一隊，但沒有參加排毒計畫，他們明顯有記憶力、視覺圖像、倒數數字能力喪失的問題。相對來說，排毒組經過重新測試以後，此三種能力的分數則表現出明顯的改善。

排汗療法在技術上很簡單。用一個低溫三溫暖，約攝氏60至80度。許多飯店、運動健身中心、游泳池都有三溫暖房，有些單獨使用三溫暖需要額外費用，請事前洽詢。大量排汗時，一個人可能每小時會失去高達3公升汗液（或約8磅），因此進入三溫暖前請先喝1公升溫水，如果可以請帶水壺，注意途中要不斷補充水分。一開始先在三溫暖裡面待15分鐘，然後出來以冷水沖洗，重複這種方式1小時。當你變得較能適應高熱，逐漸增加停留時間，最後能夠做到兩小時。沖冷水對於治療很重要，因為可刺激皮膚的血液循環，協助身體排除廢物。

在進行三溫暖期間，一定要服用礦物質補充劑。在排毒治療過程中，流汗時會一併失去珍貴的礦物質，必須加以補充。如果在進行三溫暖途中有任何不適，要立刻停止，並諮詢合格專業人員，例如頭痛、發疹、眼睛不舒服、頭特別暈、疲勞。如果覺得高熱會使頭部不舒服，可用濕毛巾包裹頭部。

如果三溫暖治療對你來說太困難，可用蒸氣浴代替。不妨在家裡的浴室安裝一台蒸氣浴機，市面上還有一種可以把頭伸出來的蒸氣箱。蒸氣浴比較容易使用，因為汗水會流得更快，而且脫水比較不嚴重。

乾刷皮膚

皮膚具有許多功能：協助調節體溫，具有排泄器官和呼吸器官的功能，並與吸收氧氣和營養成分有關。皮膚保護人體，免於外界的傷害。令人驚訝的是，儘管皮膚的重量是肝臟和大腦的兩倍，卻只需要1／3血液循環。

乾刷皮膚是一種古老的自然療法，用於增加皮膚的血液和淋巴循環（關於淋巴系統的認世，以及淋巴系統在健康中所扮演的重要角色，請見第3章）。刺激皮膚可改善循環，為身體每一個器官帶來益處。乾刷皮膚還可去除死皮細胞，使皮膚柔嫩，加上血液和淋巴循環的改善，有助控制橘皮組織，排除體內的毒素。

這種方法是用天然鬃毛刷，每天一次刷遍全身，天然鬃毛刷可在健康食品店或網路購買。在你7日排毒期間，請在水療以後接著乾刷皮膚。刷的時候動作要輕快，從手臂前端開始，沿著指尖一路刷到腋下，刷的時候記得都要往心臟方向接近，不要愈刷愈遠離心臟。然後再刷腳，從腳尖開始一路沿小腿、大腿往心臟方向刷，前面和後面都要刷，別忘記也要刷腳底。刷完兩條腿，接著刷臀部，沿著骨盆往上刷，經過腰部、腹部和下半背部，然後再刷胸部和上半背部，動作的方向要往心臟。接著你也可刷臉部和頭部，動作要輕，也是一樣從頭頂往下朝心臟方向刷。

刷子要保持乾燥（切勿沾濕），一個人準備一個刷子，就像你不會去用別人的牙刷，確保你的刷子只用來刷你的身體，不要刷別人。如果你覺得乾刷皮膚會痛、會不舒服，動作放輕，不要用力，習慣以後不舒服的情形會愈來愈輕微。全身每個部位每天至少要刷過一次。胸部、腹部和大腿內側的皮膚很細制，刷的時候要更小心。

運動療法

身體的每個細胞都會產生廢物，必須經過新陳代謝，否則細胞會死亡。運動對健康很重要，可刺激血液和淋巴液循環，使身體比較容易排除廢棄產物。運動也可促進人體減少脂肪堆積，脂肪是毒素的主要儲存位置。在排毒療法中，減少脂肪堆積非常重要。

有氧運動　我們認為，每天做一些有氧運動對每個人都有好處，特別是在排毒期間。有氧運動可以騎自行車、慢跑、游泳、快走等，任何可提高心跳速率的運動，每週至少做3次，每次20分鐘。體重過重或有膝蓋、臀部關節疼痛的人，可做一些衝擊較低的有氧運動，如游泳、散步，或是在跑步機上走路。斷食的時候不必強迫自己做有氧運動，如果覺得身體虛弱，不必勉強。

跳繩是一種很好的有氧運動，容易做，在自己家裡就能做，而且跳繩還可增加氧氣攝取和身體的協調能力，有益小腿、臀部、大腿和腹部肌肉。

如果你身體狀況良好，一開始可從跳２００下開始，然後追加到１０００下。跳繩動作要乾脆，不拖泥帶水或絆到繩子。如果你沒辦法跳完２００次，請盡可能多跳，每天增加10下。當你絆到繩子停下來，請繼續跳下去。中間可以稍微休息，只要覺得呼吸急迫就可以暫停，等到呼吸平順再開始。只要多跳多運動，很快就能看到身體狀況有改善。

心智訓練

排毒也要排心理的毒。一個緊張的負面心理，對健康無益。在EcoTox計畫中，雖然我們主要關注於血液的生化清潔作用，但根據臨床經驗，一個人的心理狀態對排毒也有很大的影響。心理緊張是壓力導致的結果，緊張會產生毒素，最終出現疾病。

人體對壓力的反應，是分泌激素（荷爾蒙）干擾排毒機制。在幾千年前，中國的醫師已指出，憤怒等情緒失調會擾亂肝臟功能，他們經常會為緊張造成肝臟功能問題的病人，使用藥草、針灸和氣功運動。

調整呼吸是一種寧神的有效方法，大腦的不自主控制中心會向人體其他部位發出壓力和警報訊號，調整呼吸有助這個中心的平衡。目前有豐富的醫學文獻支持呼吸訓練的好處。呼吸運動對身體有很強的影響，這種影響能夠測量出來。由於呼吸運動可放鬆心情，有助血液攜帶氧氣，最重要的是還可調節自律神經系統。當代研究證實呼吸運動對氣喘、糖尿病、慢性胃腸道疾病、身心症狀、精神功能障礙等具有莫大助益。

我們很容易看見心理狀態對個人呼吸模式的影響。激動時，呼吸動作會很大。生氣時，呼吸變得短促、不平均。相反的，當你處於安祥、放鬆狀態時，呼吸長而均勻，幾乎感覺不到。下面提供一種簡單的呼吸運動，有助舒緩心理壓力。

鼻孔交替呼吸　坐在椅子上或墊墊子坐在地上，腰桿打直，慢慢將肺裡全部的空氣都呼出。接著，用右手大拇指壓住右鼻孔以後，慢慢吸氣，讓空氣深入肺部，直到充滿為止，然後放開右手大拇指，用左手大拇指按住左鼻孔，將氣體從右鼻孔呼出，等到吐完氣，繼續用右鼻孔吸氣，動作要慢而深。等到肺部充滿，再用右手大拇指壓住右鼻孔，左鼻孔呼氣，這樣算是做完一輪。一開始先做十輪，逐漸增加到做完三十輪。

> 自律神經系統調節腸道、心臟和激素腺體的不自主動作，可分為兩部分：交感神經系統和副交感神經系統，這兩個系統都會受到壓力的影響。交感神經系統受到壓力便會啟動，導致心跳速率增加、血壓升高。鼻孔交替呼吸已證實可降低交感神經系統作用，改變壓力反應，並引起大腦半球的電活性變化。

等到你熟練了這種鼻孔交替的呼吸法，接下來要練習呼吸結合計時的方法。吸氣時慢慢數到10，然後慢慢呼氣也數到10，等到熟悉以後，數字增加到15，然後再漸漸增加，數到20。等你能夠數到20以後，接下來要改變呼吸模式。呼氣的速度放慢，變成比吸氣速度慢一倍。先練習吸氣數到15，呼氣數到30，接著努力練習能夠延長為吸氣可以數到25，呼氣數到50。等你熟練以後，想要更進一步認識，請與合格瑜伽老師聯絡。

呼吸運動加上心智訓練，兩者結合在一起，旨在幫助你放鬆身心，增加你的自覺性。做運動的時候，把意念專注於當下的感覺，不要去想過去和未來，讓自己的狀態以平靜、自然、有意識的方式來呈現。只要每天練習，必能達成最好的結果。一些宗教、靈性和心理系統，是以冥想、祈禱、自覺、自我肯定或放鬆療法等，來呈現這種心智訓練。

在這個練習中，沒有什麼神秘法術，也沒有催眠招數，只要努力讓頭腦盡可能清晰安寧。按照書中所寫的方式多練習呼吸，應會逐漸感覺到身體漸漸在放鬆，臉面部緊繃的肌肉變鬆弛，並促進血液流向大腦，提振情緒低落。還可能會注意心跳速率減緩，負面情緒狀態發生改變。

收攝思緒　思想組成心理，因此將心中所有想法和思緒清空，我們便有機會達到平靜安寧的心理狀態。如果我們注意每天練習收攝思緒，漸漸養成習慣。養成內在的安寧，是心理健康的開始。

首先，找一個放鬆的姿勢坐好，背部挺直，眼睛焦點輕柔落在前面的地板上。當呼吸在鼻孔進出時，把感覺集中在呼吸，意識隨著空氣進入身體充滿肺部，再吐出來。默念每次呼吸，不要胡思亂想。每次有干擾就回頭重新從1開始數。嘗試讓心中沒有思緒干擾，數到１００。

如此靜坐十分鐘。

大休息勢：放鬆的瑜伽姿勢　運動之後以及上床睡覺前，用5分鐘時進行瑜伽shavasana（攤屍姿勢）放鬆身心。大休息勢看起來就像是一個人在睡覺，但兩者其實完全不同，因為大休息勢要帶著意識和自覺。在睡覺前正確進行大休息勢，睡眠所需的時間可減少，睡起來以後更覺神清氣爽。

首先，躺在床上或地上，用手掌朝下貼住床或地板，臉朝上。用鼻子做深呼吸。隨著每次呼氣，想像所有緊張情緒都離開你的身體，呼氣愈來愈多，緊張情緒愈來愈少，效果也愈來愈好。隨著緊張情緒的離開，感覺你的身體和手、腳、腹部、喉嚨、眼睛都變得愈來愈重。

做大休息勢的時間是50次呼吸。

瑜伽　瑜伽對排毒的好處是無與倫比的。根據我們的經驗，定期練習瑜伽的人是迄今為止我們所有病人中最健康的。我們的個人經驗證實，瑜伽訓練對獲得最佳運動效果是理想的。瑜伽鼓勵適當的血液和淋巴液循環，增強消化能力，降低神經緊張，增強內分泌系統，潤滑關節，減少多餘的脂肪，提高專注力，並提供飢餓抵抗力，不怕極端冷熱。人體的每個器官系統，都能受益於瑜伽。想要在個人生活方式中加入瑜伽練習，請按照這些規則：

- 找一位訓練有素的合格老師來幫助你。
- 避免強調個人能力的教師。
- 嚴格執行：每天定期定時進行瑜伽練習。
- 練瑜伽時確保空腹。最佳時機是進食4小時再開始。
- 確保做瑜伽的地方沒有風。
- 做完瑜伽躺下休息一小段時間。

大多數醫師都知道，如果情緒和心態持續負面狀態，任何治療計畫都將失敗。培養正面態度，愛、歡樂、同理心的感覺，平等的態度，應成為每個保健計畫的一部分。每天放輕鬆，這可說是一種能夠療癒身體的強大藥物。

為免於心理和情緒上的痛苦，唯一的辦法是培養無私、謙虛和全心付出的品格。自我肯定、自我催眠、心理諮商、夢想筆記、祈禱、靜坐、冥想，可以洗滌心靈，療癒非物質面的健康。喜悅、同情心、純潔的愛、宗教奉獻等正面的情緒狀態，有助去除痛苦壓力和心理、情緒的負面狀態。保持高度的正面情緒狀態，在感覺上會產生無比的創造力，與整個世界合而為一。

第三單元的日常運動訓練時間表範例

上午7點：運動、呼吸訓練、心智訓練、水療、乾刷皮膚

上午10點：伸展運動

下午5點：運動／瑜伽、三溫暖、水療、乾刷皮膚

下午10點：大休息勢

重點整理：7日排毒計畫指導原則

- 每天至少飲用2公升水。
- 新鮮果汁或罐裝果汁要加一半水稀釋。
- 只飲用純淨的礦泉水、蒸餾水或過濾水。
- 只使用有機生產的產品。
- 三餐注意服用所有營養補充劑（除非有特例）。
- 每天兩次，三餐之間的點心飲用米蛋白粉奶昔。

- 不做斷食時，每天吃甜菜。
- 每天至少做運動一小時。
- 每天都要大量排汗。
- 每晚睡眠至少六至七小時。
- 如果不餓，不必進食。
- 避免含咖啡因的飲料。
- 避免晚上看電視、上電影劇院、劇院或參加派對等刺激性或需要消耗大量能量的活動。一整個星期除了讓身體休息，心理也要休息。
- 避免添加糖或防腐劑的產品（請仔細閱讀食品包裝標籤）。

待作事項

為了讓自己走向健康的道路，請研擬一份「行動表」，寫在紙上。

1. 毛髮檢驗：我們建議每個人都要作毛髮檢驗。毛髮檢驗快速又簡單，得到的資料也可靠有用。

有些檢驗所提供的毛髮檢驗，超過臨床顯著性，檢驗結果的影響程度足以用來預測或治療臨床疾病。所以我們推薦尋找一間信譽卓越的檢驗所來配合。

2. 購買營養補充劑：列出所有需要的營養補充品，沒有的需要到網路、藥局、健康食品店購買補足。諮詢營養保健專業人員，如營養師、藥師等。

計畫A基本事項：

高效多種維生素和礦物質補充劑，如：

Double-X 綜合營養片	每天兩組
奶薊	每天1～2顆
抗氧化複合維生素	每天1～2顆
蛋白粉	每天2～4杓（共30～60公克）

想要徹底補充不足的人，如果不介意購買額外的營養補充劑，以下建議計畫B，可彌補計畫A的不足。

計畫B：

益生菌配方　每餐1份

消化酶　每餐1顆

Omega-3 魚油　每天2～4克（美國食品藥物管理局FDA建議 omega-3 脂肪酸，包括食物攝取和額外補充，每天不超過3公克，因此服用多量請徵詢醫師。）

維生素C（建議 Bio-C Plus）　每天2～6顆

CoQ_{10}　每天2～4顆

大蒜　每天2～4顆

完成一週7日排毒計畫之後，接下來可以用這個方式作平時的保養：

Double-X 綜合營養片　每天兩組

奶薊　每天2顆

抗氧化複合維生素　每天2顆

Omega-3 魚油　每天2～4克（請見前面建議劑量和注意事項）

3. 安排時間進行一週排毒：計畫必須訴諸行動，否則永遠都只是紙上談兵。制定排毒計畫的首要重點在於，一整週都不必出門旅遊或進行娛樂活動。記得這一週要多安排運動。如果以個人生活型態來說，過去不曾安排定期運動，你可用一些方式來養成習慣，例如到附近健身中心、活動中心的健身房，諮詢合格健身人員，安排這週去健身3至5天。如果你不認為自己需要這類安排，也可以邀請親友每天在固定時間陪你出門散步、做運動。當你正在行動、做出改變、形成新經驗的時候，有其他人的協助參與，對計畫是事半功倍的。

一週排毒的阻礙和問題

在排毒計畫中具有三個單元組合，執行起來並不容易，需要暫時採取不同行動，改變你的生活方式。計畫的堅持需要紀律，你將會遇到很多阻礙，心中可能會有懷疑，面對他人質疑或缺乏他人支持。想要排除這些阻礙，唯一的辦法是，你必須靜下心來，坐下來審視自己的健康問題，確認自己認為可能遭受毒素損害身體的理由，然後告訴自己：「我要做到！」

安排一整個星期來執行你的計畫，預先做好所有安排。如有必要，請邀請一位親友參與你的排毒計畫。如果可能，不要工作，盡量請假或利用特休時間。

一些可能會遇到的阻礙包括：

- 當親友看到你在嘗試改善健康，他們可能難以面對自己的不良生活習慣。
- 醫療專業人員會特別關心你，因為他們不懂排毒療法的科學基礎，為了擔心病患健康受到影響，他們會質疑排毒療法是否有害或浪費時間。
- 以新的模式改變你的日常行程。
- 意志堅定，焦點集中在會改變舒適程度的嶄新事物。

對你的整體生活來說，排毒期間你所錯過的東西相對來說並不重要。在這7日間，放開胸懷看待你所必須放棄的東西。頂多犧牲幾次大餐和甜點，但做完排毒照樣可以吃。只是，到時你可能會驚訝地發現你沒那麼想吃了。我們通常會看到人們經過一週排毒之後，會開始選擇新的生活方式，一點都不想會到過去的老習慣，因為他們感覺很舒服。

排毒購物基本清單

為準備進行一週EcoTox排毒，採購時請參照下面這份購物清單。

- 蒸餾水、過濾水或礦泉水
- 新鮮蔬菜水果，最好是有機蔬果
- 檸檬（製作檸檬水），最好是有機檸檬
- 糙米（或其他米，有需要的話）
- 米糕、米餅、米粉做的麵包、米粉、米製麵條等米製品
- 藥草茶（非藥用）和綠茶
- 瓶裝或罐裝有機蔬菜水果汁
- 米蛋白濃縮物（以蛋白粉出售）
- 維生素C，1000毫克，片劑或膠囊
- 一顆多種維生素，至少含有每日建議量維生素A、E、B群，礦物質鎂、鋅、硒、錳
- 益生菌（嗜酸乳酸桿菌或乳酸桿菌，AB菌）
- 奶薊（標準化萃取物是200毫克膠囊）
- 乾刷皮膚用的刷子

想要買到值得信賴的產品，可考慮Nutrilite、Metagenics等知名公司。選擇營養補充品重點在於是否含有許多天然成分，而且所有產品都必需具有植物營養萃取物（植化素），這種關鍵物質可強化排

毒路徑和營養素的利用。你可查詢官方網站進一步深入了解。有些商家可接受個人化訂單，或是找網路代購，快遞直送你家門口，快速方便。

健康不僅是沒有疾病，而是身體的器官組織都處於最佳功能狀態，好比銀行帳戶裡的錢。你除了沒有身體不適，而且在發生意外事故或突然生重病的時候，還有一個「儲蓄賬戶」可以用來提款。你的存款也有助外表看起來更年輕、感覺舒適。因此，身體的「存款」愈多，老化就會愈慢。藉由7日排毒 EcoTox 計畫，等於是在「健康帳戶」裡面放了一大筆存款。在下一章中，我們會解釋如何調整一些有助「健康帳戶」的生活習慣，在執行排毒計畫之後的數週甚至數月後還能持續增加「存款」。一切的決定權在於你。

第 9 章

7 日排毒計畫的食譜和飲食菜單

施行7日排毒計畫的病患都表示，想要有一份食譜指南。對我們來說，想要將書中準備食物的關鍵想法編成一套食譜，真是一場挑戰，因為我們的專長並不是廚師。在這一章中，所提出的食譜重點不在烹調深度和原創性，而是容易準備，完全實作，準備時間很快！其中許多基本配方是由辛西亞・班奈特（Cynthia Bennett）為診所病人進行臨床諮詢期間所創，以及在週末課程中為瑜伽學生做飯的經驗。

食譜與食材的想法

本章中所介紹的所有食譜佳餚，我們可保證，除了準備工作簡單輕鬆，美味也少不了。

湯類

◆醫生湯

自然療法醫師用這種湯，幫助長時間斷食的病患不會產生消化不適問題。

2條中型櫛瓜

1把四季豆或菠菜

2支西洋芹

1杯切碎的香菜

這個食譜取自《食物是最好的醫藥》作者畢勒醫師（Henry G. Bieler, M.D.）。將櫛瓜、四季豆和芹菜蒸軟，約20分鐘。把所有蔬菜和蒸出來的湯汁還有巴西利，一起放入果汁機或用攪拌器混合，攪打1至2分鐘至均勻潤滑，即可飲用。

◆味噌湯

3杯水

1根紅蘿蔔

1顆洋蔥或韭蔥

1杯切好的綠花椰

四季豆或任何你喜歡的蔬菜（我們經常煮只放紅蘿蔔和洋蔥的味噌湯）

1杯煮熟的蕎麥麵、米粉或冬粉

3茶匙味噌（請用米味噌，3茶匙為15 ml）

煮開水。加入紅蘿蔔、洋蔥、綠花椰等配麵條吃的蔬菜。煮10到15分鐘。煮好關火再加入味噌。可用打蛋器攪散味噌。

◆羅宋湯

4杯水
1顆甜菜
1根紅蘿蔔
1顆洋蔥或韭蔥
1杯切碎高麗菜
1至2顆馬鈴薯
半罐番茄泥或番茄罐頭
蒔蘿
淡味噌

煮開水。將所有新鮮蔬菜切塊並倒入滾水中。倒入番茄泥或番茄罐頭和蒔蘿。用中小火煮，直到所有蔬菜煮軟透，停火。等到準備用餐時，把湯整鍋從爐子上端下來，加入味噌，用打蛋器打散味噌即可。

◆鹹綠豆湯

4杯水
1杯綠豆
1顆洋蔥
1根紅蘿蔔
4杯水
甜羅勒
3湯匙味噌（45 ml）

綠豆洗淨。鍋子裝冷水，將綠豆和其他蔬菜一起放入，加入甜羅勒（可用九層塔代替）並煮沸。煮沸後火轉小，繼續滾一小時。等到綠豆和蔬菜都軟透，將湯鍋從爐子上取下，加入味噌。

蔬菜和配菜

你可以下列方式烹煮蔬菜：

蒸：鍋中放水約3公分高，煮滾，蔬菜放入，蓋上蓋子5分鐘。時間可增減。

炒：1湯匙橄欖油加入鍋中燒熱，炒香大蒜、洋蔥和香料，然後加入蔬菜和1／4杯水（60 c c）。蓋上蓋子悶5分鐘。時間可增減。

蒸烤：烤盤或Pyrex烤盤放入約3公分高的水，再放入蔬菜。

炙燒：蔬菜放在烤紙上，在蔬菜上面塗一層薄薄的橄欖油，然後放入烤箱，開烤箱上火炙燒5到10分鐘。

生食：沙拉、蔬菜棒、切碎、切塊、搗成泥、攪拌打汁。

◆涼拌高麗菜

半杯高麗菜

1／8杯紅蘿蔔

1／8杯白蘿蔔

1／4杯腰果

醋：能夠溼潤高麗菜即可，但別放太多以免太酸

將所有蔬菜混合。腰果烤乾放涼後，與醋一併拌入高麗菜，繼續拌勻即可。

◆印度香米飯

印度香米Basmati是一種香氣芬芳的南亞米飯。

2杯水

1杯乾印度香米

溫水掏洗香米幾次，放入電鍋煮。或用鍋子煮，記得先中火加熱將水煮滾，然後轉小火漫煮，等到水收乾即可，大約需要20分鐘。

◆印度花椰菜

半杯水

花椰菜（一人份）

1／2茶匙薑黃

1／4茶匙較不辛辣的咖哩粉

1／2茶匙香菜籽（coriander）粉

1／4茶匙芥末籽

這道菜屬於印度Gujarati風格，原本是用來搭配印度烤餅。將一人份花椰菜切成小塊。乾炒辛香料。將花椰菜，炒好的辛香料和水一起放入鍋中開中火煮，煮滾後要煮多久、軟硬隨你喜好。喜歡軟爛，就煮久一點；喜歡清脆口感，略煮即可。

◆醬拌四季豆

半磅四季豆（約220公克）

半茶匙檸檬汁

1茶匙醋（黑醋或紅葡萄酒醋）

1／4杯腰果

亞麻仁油

將四季豆切成5公分大小，放入沸水鍋中水煮5分鐘。瀝乾，倒在烤盤上，蓋上蓋子。將檸檬汁、醋、腰果一起放入一個小碗中混合拌勻成醬汁，然後淋在四季豆上，靜置半小時，不時翻轉豆子，讓醬汁完全包覆豆子。最在放入烤箱以華氏300度（攝氏150度）烤30分鐘。食用前，把亞麻仁油淋在上面。

沙拉和沙拉醬

◆白蘿蔔沙拉

半杯白蘿蔔（刨絲）

1／4杯香菜（cilantro，即芫荽）

用刨絲器將白蘿蔔刨成細絲，撒上香菜裝飾。

◆油醋醬

將油和醋（8：1）混合羅勒等乾燥香辛料，裝在瓶中一起用力搖晃拌勻。

◆綠沙拉醬

半杯葵花籽

半杯橄欖油

1／4杯蘋果醋

2杯，巴西利，切碎

大蒜粉（選用）

1湯匙味噌，可增減但不要太鹹
飲水
將所有材料放入機器打碎攪拌，直至潤滑，可加水調整醬汁的濃稠程度。加入鹽等調味。這種醬料放置超過15分鐘會變得更濃稠，此時只要加水調整即可。

◆豆腐醬

半塊豆腐（約200公克）
半杯橄欖油
1／4杯蘋果醋
蒔蘿，份量隨意（這個配方通常要不少蒔蘿）
1／4杯罌粟籽（或黑、白芝麻）
大蒜粉（選用）
1湯匙味噌，可增減但不要太鹹
飲水
將所有材料放入機器打碎攪拌，直至潤滑，可加水調整醬汁的濃稠程度。加入鹽等調味。這種醬料放置超過15分鐘會變得更濃稠，此時只要加水調整即可。

◆蒔蘿醬

半杯葵花籽
半杯橄欖油
1／4杯蘋果醋
半杯蒔蘿
2湯匙大蒜粉
1湯匙味噌
飲水

將所有材料放入機器打碎攪拌，直至潤滑，可加水調整醬汁的濃稠程度。加入鹽等調味。這種醬料放置超過15分鐘會變得更濃稠，此時只要加水調整即可。

滷汁和拌飯醬

◆米滷汁

1／4杯米粉（在來米粉、純米米粉等）

1杯水

半茶匙孜然粉

半茶匙薑黃粉

4湯匙亞麻仁油（或橄欖油）

鹽適量

在一個鑄鐵平底鍋裡乾炒米粉，直到變成淡褐色，有點焦味。將炒好的米粉加入所有香料和水一起攪拌打碎，再倒入平底鍋，中火煮到醬汁收乾濃稠，然後轉小火繼續煮10分鐘關火，放涼後再加入亞麻仁油或橄欖油。加鹽，享受美食！

◆芝麻醬

2至3瓣大蒜

1／4杯白芝麻醬

4湯匙檸檬汁
4湯匙水
1湯匙切碎香菜
大蒜拍扁切碎。混合所有材料拌勻，呈濃稠奶油狀醬料即可。

主菜

◆鬆餅

簡單、快速又令人飽足
2杯蕎麥粉
1茶匙葛粉（用以使材料濃稠，可用玉米粉代替）
2茶匙發粉
1湯匙植物油
1 1/2杯水
混合所有材料，製作麵糊。開中火燒熱平底鍋，將麵糊舀到平底鍋上，直到麵糊不再冒泡，然後翻面。通常前面做好的幾件鬆餅都長相不太美觀，這是因為鍋子的溫度還不夠，後面愈做愈好。澆上麥芽糖漿或楓糖漿食用。

◆菠菜豆腐鹹派

派皮

1 1/2杯低筋麵粉

1／3杯油

3／4茶匙鹽

飲水

餡料

半顆洋蔥切碎

1磅切碎的菠菜（1磅＝454公克）

1磅豆腐

蒔蘿

飲水

鹽少許

橄欖油

先做派皮，混合油、鹽、麵粉、幾湯匙水，攪拌成酥皮，在派盤中沿底面和邊緣壓扁。接著製作餡料，用少許橄欖油小火炒洋蔥，等到洋蔥變透明，加入切碎的菠菜，炒軟以後，放入攪拌機，連同豆腐和蒔蘿一起打碎，加入飲水調整餡料濃稠度。加鹽，倒入派皮，以華氏350度（攝氏180度）烤45分鐘。

◆咖哩綠豆

這是一道非常好吃的印度菜，卻沒有辛辣味。

2杯綠豆

1茶匙橄欖油

1／4茶匙孜然

1／4茶匙薑黃

1／4茶匙香菜

1／2杯水

1茶匙磨碎生薑

1個蕃茄罐

綠豆洗淨、浸泡、煮軟不煮爛，保持原形。煮綠豆時，可在水中加一撮小蘇打，會比較容易煮軟，降低烹煮時間。加熱橄欖油，倒入香料在鍋裡炒，等到開始冒煙、發蒸氣，加入水，蓋上蓋子煮15到20分鐘，注意不要煮乾。加入生薑末和蕃茄。瀝乾綠豆，一起倒入鍋中，小火續煮半小時即可。

◆烤鷹嘴豆餅

2杯鷹嘴豆
1顆檸檬榨汁
1瓣大蒜切碎
1茶匙香菜籽
1茶匙孜然
1／4杯切碎的芹菜
1／4切碎的洋蔥

將2杯鷹嘴豆煮熟，用食物處理器或攪拌機打碎，或用叉子碾碎。加入檸檬汁和大蒜，再加入香菜籽和孜然，拌勻後加入切碎的芹菜和洋蔥。如果豆泥太鬆，可加一些米麵粉，拌成麵團狀。接著揉製直徑約3公分豆泥球，然後壓扁成豆餅。以華氏400度（攝氏200度）烤20分鐘，豆餅邊緣呈金黃色。

◆米和芝麻烤菜

半杯腰果
飲水
1茶匙蒔蘿
1顆洋蔥切碎
半磅切碎的菠菜
2杯煮熟的糙米
1／4杯芝麻

將腰果打碎，慢慢加入水一起打，濃稠程度要比融化奶油厚，但比花生醬薄。加入蒔蘿。小火用水炒洋蔥，然後加入碎菠菜，直到變軟。把所有材料混合在一起，留下兩匙芝麻。將混合好的食材裝入烤盤，上面撒留下來的芝麻。以華氏350度（攝氏180度）烤半小時。

可用任何蒸蔬菜搭配為配菜，像春天的蘆筍特別美味。

◆蕎麥飯

這是東歐的蕎麥飯叫做Kasha，香氣濃郁，製作簡單又可口。

1杯烤過的蕎麥粒（如果你買不到烤過的蕎麥，可將蕎麥放在烤箱裡用華氏250度（攝氏120度）烤1小時。

2杯滾水

將蕎麥和2杯滾水一起放在一個有蓋的烤盤裡，放入烤箱以以華氏350度（攝氏180度）烤約1小時。

◆印度香米綠豆稀飯

1杯綠豆

1茶匙油

1茶匙黑芥末籽

1／4茶匙孜然籽

1／2茶匙薑黃粉

1／2茶匙香菜籽

1／4茶匙黑胡椒粉

4片月桂葉

1根肉桂棒

1茶匙生薑泥
1／2茶匙小荳蔻（2個豆莢）
4杯滾水
1杯印度香米（basmati rice）

這種印度飯叫做 Kitcheree。清洗綠豆和米，挑出小石頭。用一點點的油，乾炒黑芥末籽、小茴香籽，直到種籽在鍋子裡爆開作響，此時加入其餘香料拌炒幾秒鐘，油被吸收，關火，倒入4杯滾水，然後加入綠豆煮20分鐘，再倒入香米，繼續用中小火煮1小時，等豆子和米飯都變軟即可。你可以在煮綠豆和飯的時候加入一些蔬菜一起煮，例如馬鈴薯（切小立方塊）、蕃茄、紅蘿蔔、菠菜、香菜、豌豆、四季豆等。等到香米綠豆飯看起來有點像黏稠的粥即可。香米綠豆飯可以說是印度的養生藥膳粥。

甜點

◆水果奶昔

水果奶昔容易製作又美味，用不同的水果自己動手製作吧！
1杯豆奶或堅果穀類奶（杏仁奶、燕麥奶、米漿等）

1杯水
1杯新鮮水果
米蛋白粉
在攪拌機中高速混合所有材料，水量可調整，直至潤滑細緻。可試著添加花粉、小麥胚芽、杏仁或腰果醬、果汁、人蔘、青汁粉等，隨心所欲！

◆印度米布丁

小荳蔻
肉桂棒
黑胡椒
1／4杯葡萄乾
1／4杯腰果
2杯滾水
1杯印度香米
2杯豆漿

米布丁就是濃稠的粥。將香料、葡萄乾、腰果、印度香米一起加入裝有2杯滾水的鍋子，用中小火煮20分鐘，然後倒入2杯豆漿。有些人喜歡甜味，可用麥芽糖調味，有些人喜歡無糖。煮熟後印度香米會散開。煮好的米布丁不會太黏稠，如果覺得太厚可再加入1杯豆漿稀釋。

◆椰粉香蕉

1到2條香蕉
1／2杯椰子粉
1杯角豆粉

角豆（carob）味道像巧克力。將香蕉切成1公分厚片，撒上角豆粉和椰子粉。

其他的甜點發想：
冰沙甜點：冷凍香蕉和檸檬一起打成冰沙
新鮮水果
果凍

增添甜味的替代品：
椰棗糖（Date sugar）

米水飴（Rice syrup，日式食品）
麥芽糖漿
楓糖漿
蜂蜜
葡萄乾泡水
磨碎的水果

點心

◆鷹嘴豆泥

用罐頭鷹嘴豆，可快速做出這道中東菜。

1杯鷹嘴豆
1／3杯芝麻醬
2瓣大蒜，切碎
1／3杯巴西利，切碎
1個檸檬榨汁

1茶匙孜然粉
鹽適量
少許胡椒粉
鷹嘴豆壓碎，混合芝麻醬、薄檸檬汁，讓豆泥呈濃稠狀，太濃可加入一些飲水調整。可用作蔬菜或麵包醬料或抹在三明治上吃。

◆米蛋糕和酪梨醬

製作快速，滿足又好吃！
2顆熟酪梨（黑軟）
1個檸檬，榨汁
2瓣大蒜，切碎
半茶匙鹽
米餅（鹹味）
以下各半杯：番茄、綠椒和紅椒切碎，橄欖、香菜、洋蔥。
酪梨剝皮搗碎，加入所有材料一起拌勻。然後厚厚在米餅上塗一層。

其他小吃的想法：

水果

葵花籽、葡萄乾和一杯水

杏仁和椰棗，加一杯薄荷茶

飲料

◆杏仁奶

杏仁奶是一種白色的堅果奶，味道溫和香醇，可取代牛奶搭配玉米片等穀片，或直接飲用。有些人製作杏仁奶會將杏仁去皮，這樣做出來會更白、更細緻潤滑。不過懶得去皮的話，這裡提供的是快速的製作方法。

1杯無鹽熟杏仁

4杯飲水

將杏仁與1杯水先放入果汁機攪打，全部打均勻以後再慢慢加入剩下的水，直到4杯水加完。水量可增減，水愈少，杏仁奶愈濃稠。打好以後用篩子過濾，除去細渣。杏仁奶在冷藏庫可保存三到五日，也可於冷凍庫保存，使用時解凍即可。想要增加甜味，可加入一些蜂蜜或麥芽糖漿等。

◆水果茶

這是一種很好喝的冷飲，可用果汁稀釋，加入新鮮水果和香草。

各種水果茶包：薑茶包、洛神花茶包等，或用喜歡的香草自行組合搭配。

1公升果汁：橘子、桃子、葡萄、蘋果、梨子、芒果、芭樂等，任君選擇。

水

用一個1公升的容器，請先泡好兩個茶包，然後將果汁和泡出來的果茶一併倒入容器即可。水量可自行調節。依照天氣狀況可以用冰水或熱水。如果你要用冷水泡茶，可放隔夜再使用。於冷藏庫保存。

其他飲料的點子：

熱茶

氣泡水加鮮榨檸檬、金桔、或加柳橙汁

果汁

氣泡水加任何果汁

鮮榨果汁
豆漿
米漿

三餐示範菜單

一般飲食指導：

早餐：美式鬆餅、熱米穀片、米花配豆漿和水果、水果奶昔或新鮮水果

午餐：沙拉、米飯、烤蔬菜、湯和新鮮水果

晚餐：沙拉、米飯、烤蔬菜、湯和新鮮水果

7日排毒計畫的菜單

以下是7日排毒計畫的飲食參考範例。（第一日和第二日是給不斷食的人參考。）

第1日

早餐：米布丁
點心：水果奶昔或米蛋白粉奶昔
午餐：米麵包配芝麻醬，沙拉，烤馬鈴薯
晚餐：菠菜豆腐鹹派、高麗菜沙拉、花草茶和椰粉香蕉

第2日

早餐：美式鬆餅
點心：水果奶昔米蛋白粉奶昔
午餐：萵苣配紅蘿蔔泥、米飯、烤馬鈴薯和烤蘋果、新鮮水果
晚餐：綠豆咖哩、米飯、白蘿蔔沙拉

第3日

早餐：夏天吃新鮮水果沙拉配堅果，冬天吃米布丁
點心：水果奶昔和米蛋白粉奶昔
午餐：白蘿蔔沙拉、米飯、烤甜菜、馬鈴薯、新鮮水果
晚餐：烤鷹嘴豆餅、芝麻醬、糙米飯、味噌湯
早餐：米布丁

第4日

早餐：米布丁

點心：水果奶昔或米蛋白粉奶昔

午餐：沙拉、米飯、昨天晚上剩下的味噌湯、新鮮水果

晚餐：米和芝麻烤菜、蒸蔬菜和綠沙拉醬

第5日

早餐：米布丁

點心：水果奶昔或米蛋白粉奶昔

午餐：沙拉、米飯、烤蔬菜、湯（任選前面列出的食譜）和新鮮水果

晚餐：羅宋湯、蕎麥飯配拌飯醬、沙拉和蒸蔬菜

第6日

早餐：用昨晚剩下的蕎麥飯和豆漿製作杏仁奶

點心：水果奶昔或米蛋白粉奶昔

午餐：沙拉、米飯、烤地瓜、昨晚剩下的羅宋湯、新鮮水果

晚餐：印度香米綠豆稀飯、白花菜、綠沙拉醬或白蘿蔔沙拉

第7日

早餐：米布丁

點心：水果奶昔或米蛋白粉奶昔

午餐：沙拉、米飯、烤山藥、昨晚剩下的印度香米綠豆稀飯、新鮮水果

晚餐：綠豆湯、米麵包、醬拌四季豆、綠色蔬菜沙拉配亞麻仁油和檸檬汁

第 10 章

排毒計畫實行前後的變化

- 排毒前：排毒計畫實行的障礙
- 實行後：完成排毒計畫後，現在我該怎麼辦？
- 我需要像這樣吃一輩子嗎？
- 消化的重要性
- 我究竟該吃什麼？關於飲食的常見問題
- 結論

你已投入時間研讀7日排毒計畫，了解你能夠獲得怎樣的幫助。希望我們有說服你這麼做是值得的。但如果你像大多數人一樣，仍然猶豫不決，表示可能還有其他一些問題，或感覺執行面太複雜，沒辦法配合你的日常例行活動。你可能會有各種絆腳石，也擔心完成7日排毒以後怎麼辦。在本章中，我們將針對這些擔憂，回答一些典型的問題，並提供排毒前後一些掌握所有細結的關鍵重點。

排毒前：排毒計畫實行的阻礙

對於「新」療法的不信任

你可能已看過各科醫師和專業醫療人員，閱讀了許多健康書籍，並與十幾個親友談論你的健康問題，每個人對於治療都有不同意見和建議。你可能也已服用過藥物、維生素和各種仙丹，或嘗試過針灸、中藥和順勢療法，結果卻令人失望，因此對另一種療法來說，很容易感到懷疑。然而，7日EcoTox計畫卻是基於自我療癒的概念，當你暫時脫離自己平時的生活方式，將所有精神專注於內在的清潔，這種治療方式會比你所嘗試過的其他任何方式都更強大。

這種懷疑論點部分原因在於，我們並不相信身體會自癒。我們並不了解原來身體的所有疼痛和症狀都是在告訴我們，身體已經生病了。我們想要擺脫病症，卻沒有處理真正的問題。EcoTox 計畫為身體的每個系統和器官使用斷食和休息的治療方式，不僅能夠治療病症，還能治療病因，治標更治本。讓消化道休息一週，免於垃圾食品、毒素和刺激物，可促進身體的自癒力。

你並沒有注意到，你的身體其實是個奇蹟。每秒鐘身體都會產生數以百萬計的新細胞。你的肝臟可以在幾百分之一秒之間，從血液中攔截外來異物，然後摧毀它！此時此刻，你的身體正在排毒，但你既看不見，也感受不到。身體能夠為你做的，是所有藥物、治療法、醫師、醫院或診所都做不到的。只要有機會，人體細胞都有可能自我修復任何功能障礙，細胞都知道該怎麼做。我們天生的自我修復機制，可說是最好的良藥，而 EcoTox 排毒計畫就是經過精心設計，以支持人體的自然康復力量。

「我沒有時間」

有些人堅持他們沒有時間，對於這樣的人我們的回應是，就像你會安排時間做重要的事一樣，你也必須為排毒安排時間。疾病不是意外，不會突然發生，而是隨著時間累積症狀，經年累月的不良習慣，逐漸削弱了自然抵抗力。我們告訴病患，只要願意，現在就可開始改變自己的健康狀況。我們每個人都有責任照顧身體的需求，不僅是降低膽固醇、做做有氧運動。你的健康難道不值得一星期的付出？用7天來交換無病無痛不好嗎？你如何才願意接受？在一些情況下，痛苦是最好的驅動力。

我們有一位病人希望丈夫能來診所諮詢，不過他從來都不想因為看病而請假不上班。我們告訴妻子，她的先生有一種叫作「不太痛」的病，不必擔心。「他最後一定會來，」我們說「只是時間問題。」

她微皺眉頭看著我問：「不太痛是什麼？」

「不太痛，代表還沒那麼難受。英文是Not Enough Pain，縮寫NEP。」

如果你認為現在沒有時間實行排毒來照顧健康，等到日後生了重病，就算你不願意也只好被迫。身體就像一輛汽車，行駛上萬公里都不換機油，但引擎和零件最終會告訴你，汽車的設計不是這樣的操作。如果你不保養引擎，遲早要買輛新車。換機油比換引擎要便宜得多。同樣的，用一週來排毒，會比疾病發作的代價更低。

要是你有一些輕微的健康問題，卻缺乏動力，沒有做一些有益健康的事，面對任何醫療保健系統，都不會得到想要的好結果。康復需要付出努力，除非你願意，身體的病痛世無法得到治療的。

「我要上班」

另一個與時間有關的常見問題是，無法脫離工作的壓力，或是沒時間做自我療癒的事。上班或有工作要做的人，想要遵守計畫可能會有困難，對於繁忙的企業主、管理階層、媽媽、單親或是要上班的父母，應事先安排一週的時間進行排毒，或是利用特休或請假來做排毒。

不僅如此，事實上最好每年都要實行一次EcoTox排毒計畫。這可能正是你所需要的，可保頭腦清醒、身體健康，讓你工作的時候神智清醒，變得有耐力，能夠有所表現。一方面，你真的可能沒有時間保持健康；另一方面，罹患急慢性疾病，代表你在職場上可能要喪失更多工作時間。

其實，只要在7日排毒計畫實行期間吃得對、吃得夠，你還是可以繼續工作（進一步訊息請見第8章）。

「花費太多」

遵守本書中的建議事項，你必須適度付出一些金錢（因地而異）購買排毒時期所需的補充劑和食品）。但最大的支出並不在錢，而在時間。儘管如此，由於排毒計畫的規定並不屬於主流醫學，造成人們常以為它多餘，不必要也不需要。然而，為這個健康計畫花錢，是為了你現在和未來的健康。這是浪費金錢還是無謂花費？

「他們不讓我這樣做」

親朋好友和醫師都很關心你的健康快樂，他們不見得會支持你進行排毒計畫的決定。這些人除非能夠花時間了解這種治療的基本原理，還是自己有過實行的經驗，他們的批評和建議都沒有事實基礎。如果你聽從他們的話，這些人的無心之失可能導致你失去重獲健康的機會，因為他們根本不了解，排毒計畫其實是一個結合最新醫學研究與常識的醫療保健措施。但由於實行方式很自然，看起來不像是高科技，因此容易成為憤世嫉俗者和懷疑論者的攻擊目標。

許多病人未能完成治療，是因為家庭成員或醫師的不支持，甚至在一些情況下，甚至提出了與我們相反的建議。當病人因為排毒而產生治療反應時，身邊的人可能批評更重，導致計畫停止在排毒最重要的關鍵。

對缺乏親友支持的人，我們想要告訴你著名自然醫學醫師卡羅的建議，他倚賴特別的行醫方式治癒病人，並獲得卓越的結果。對於治療過程中看起來病情似乎加重的好轉反應，他表示，「當病人來到這個排毒關鍵時刻，我所能提供最好的建議就是，首先把大門關緊，關掉電話。其次，遵守所有建議事項。第三，接下來實行整整4天的斷食。」

對看起來沒有病或醫學觀念保守的人來說，想要他們認識或接受排毒的治療方式並不容易。由於這種醫療模式在美國文化中並沒有先例，對美國醫學而言也並不存在科學框架。對比之下，德國政府所補助醫療保健計畫，則涵蓋兩週的排毒療法以及每年一次水療的費用。

實行後：完成排毒計畫後，現在我該怎麼辦？

恭喜你，完成將會改變你生命的排毒計畫。透過實行，你使血液得到過濾清潔，你可確信自己是以最全面的方式來照顧自己的健康。

排毒一週結束，生活必須繼續。經過排毒，你會回到原本的生活軌道，一切照常。此時如果排毒期間的營養補充劑還有剩，請繼續服用完畢，接者要開始你長期的健康「更新」計畫。現在你對自己的最高能力有了新的認識，請釐清這個計畫中哪些重要事項可整合到你的日常生活中。此時你頭腦清醒，身體輕盈，正是做重要決定，為維持最佳健康狀態，重新安排優先事項的好時機。改變飲食習慣，改變健康的生活方式，可能不像你想像的那麼難。這是因為藉由排毒，你能將身體的管控機制重新設定，不再需要小睡或甜食等可提振精神的事。你答應自己，要將下列事項整合到自己每天的例行公事中：

- 運動20分鐘。
- 偶而放鬆精神。
- 每天喝兩公升水。
- 基本營養補充：每日補充多種維生素，以及符合個人需求的特殊抗氧化物和其他特定營養素，再額外補充1000毫克維生素C。
- 健康、均衡的膳食、包括足夠的蛋白質（60克），來自粗食的碳水化合物（蔬菜和全麥穀物），適當的脂肪（來自亞麻仁籽和魚的ω-3脂肪酸）。

我需要像這樣吃一輩子嗎？

你可能會驚訝地發現你已經適應 EcoTox 飲食。許多人發現，他們在排毒期間不能吃的食物，已經不再能燃起心中強烈的欲望。由於改變吃的食物和時間，影響的不只是你一人，所以或許很困難，為了展開全新的健康生活，這可能是最大的阻礙。許多社交互動都發生在吃飯或相關行為，每次聚會總會出現一些令人會聯想美好時光的食物。

我們的建議是盡力而為。自己設立一些規則，盡可能遵守，在必要時保持彈性，無須斤斤計較。但一些病情嚴重的人則務必要拋棄社會常規，遵守嚴格的建議事項，不必去迎合別人的飲食習慣。對一些食物高度過敏的人，絕對不應該吃那些食物。但對其餘大部分的人來說，則是要選擇吃可提供人體消化均衡營養的食物，選對了，身體就會好。正確飲食是第一步，而適當消化對長期健康則是至關重要的。

消化的重要性

消化是攝取必需營養物質並排出廢物的重要過程。消化不良一般有兩個原因，一是胃部分泌的胃酸不足，二是胰臟運作遲緩，沒有產生足夠的消化酶。消化失去平衡，會促進發酵作用，導致腸道內部環境改變。腸道局部發生發酵作用，將會導致發炎，結果阻礙身體吸收必需的營養素，還讓毒素有機可趁，進入血液。

消化過程對身體的排毒能力也有重大影響。消化不良很可能是體內累積毒素的主要原因。不幸的是，人們一般很少注意消化不良的症狀，即使有注意也不在意。飯後肚子脹氣不舒服，腹壓高、打嗝或胃部燒灼感，只要服用制酸劑可以全部解除。飯後如果覺得頭痛、腹脹、昏昏欲睡、思考反應變遲鈍，我們會喝杯咖啡或躺在沙發上小睡。我們甚至從來不曾考慮過，心情低落和憂鬱症與所吃的食物之間竟然有關連。這些都是胃腸道消化系統問題的徵兆，如果症狀持續，會慢慢改變身體的生理和化學。由於消化不良導致細菌發酵，所產生的毒素對免疫系統具有深遠的影響，會導致疾病，使我們逐漸老化。

消化不良的徵兆包括：

- 腹部下垂
- 肥胖
- 食物過敏
- 膽囊疾病

・慢性疲勞
・增加腸道通透性
・腸道細菌過度繁殖
・大腸結腸疾病
・便秘
・頭痛
・過敏
・貧血
・癌症
・腸絞痛
・免疫失調
・肝臟疾病
・加速老化

支持消化系統

正如第7章和第8章所討論的，我們必須運用方法找出會導致我們消化不良的食物。經過7日排毒，你可將這些飲食永遠從你的生活中排除。

由於消化對我們的健康具有至關重要的作用，因此我們對待飲食應該要像藥劑師處理藥劑一樣的謹慎。你選擇的食物以及烹煮、容器和食用方式，都會影響消化效率。

視覺外觀　消化從眼睛開始。如何食物讓看起來美味很重要，因為食物外觀會刺激腦部分泌消化酶。

嗅覺　美味食物帶著香氣，促進嘴裡的唾液腺分泌。唾液使食物軟化，開啟澱粉的分解過程。改善健康連帶產生的作用是，嗅覺變得更敏銳。

滋味　就像食物的外觀和氣味，滋味或味道對於食物的消化也很重要。如果身體有太多毒素，會變得對食物的滋味不太敏感，因此常選擇吃一些不容易消化的食物。健康的人傾向於享受健康食物的滋味。

咀嚼　食物需經過徹底咀嚼，才能完全包裹唾液，唾液裡面含有適當消化所需的酶（消化酵素）。此外，唾液含有一種物質稱為「表皮生長因子」（ＥＧＦ）。表皮生長因子唯一來自唾腺，能有效刺激肝臟的細胞生長。徹底咀嚼食物，可促進ＥＧＦ產生。根據許多文獻記錄的案例，重病病人持續咀嚼食物，結果病情也會跟著大幅改善。

溫度　冰冷的食物進入胃腸，會阻礙血液循環。從冰箱拿出的食物，應該要放到溫度與室溫接近的時候才拿來吃。飲料不能加冰塊，尤其是用餐時不應喝加冰塊的飲料。

對於挑食或不好好吃飯的兒童，父母可試試看，吃飯的時候不要給冰飲，有時可解決孩子吃飯的問題。

姿勢　抬頭挺胸的姿勢，可減輕腹部壓力，讓食物和空氣移動順暢，有助消化作用。消化不良也會影響身體姿勢。如果腸道不不舒服，我們會改變身體姿勢，移動重心，調整行動的姿勢。排毒之後往往姿勢會跟著改善。

暴飲暴食　除了選擇適當的食物，食物的份量是否適量也很重要，人們大多都吃得比實際需要更多。在上一餐消化之後，真正的飢餓感訊號出現之前，人們就會吃一些點心甚至開始吃下一餐。我們的消化系統從來沒有休息過。對大多數成年人來說，如果不是從事需要大量身體勞動的工作，每天兩個主餐和兩份點心已經足夠。研究顯示，食物攝取量減少１／３，但維持必需的營養物質，如維生素、礦物質、抗氧化物，可使壽命延長一半。如果你知道晚上要參加聚餐，出門去吃飯，你可以不要吃完整的午餐，吃一些點心或小份餐點即可。等到晚上坐上餐桌，身體已經有強烈的食慾，準備適當消化晚上的食物。在印度有一種說法：「能夠消化的人買不起食物，買得起食物的人不能消化！」食物要定時定量，但如果不餓可以跳過一餐。

暴飲暴食的飲食模式通常源自童年時期，悲傷、孤獨和不快樂，都會促使兒童形成暴飲暴食的習慣。這種神經質的飲食方式會讓人們得到慰藉，因此養成依賴性。選對食物，細嚼慢嚥，不急不徐，才能攝取適當份量的食物。胃不要吃太飽，保留一些空間。你可以實驗看看，把平時三餐的份量減少一點點，用餐完畢先等20分鐘，看看自己還餓不餓，如果還是有一點飢餓感，可以再吃一點。不過通常實驗結果你會發現自己已經覺得飽了。

環境和氣氛　焦慮緊張會干擾消化。吃飯的時候不要談論令人不安的主題和痛苦的感覺。一邊工作一邊吃，吃的時候看電視或開車，保證食物無法正確消化。

吃得早，不要吃得晚　晚上吃大餐，人們往往沒辦法睡得好，並導致消化不良，腸道中的食物發酵，讓消化系統必須通宵運作，造成肝臟無法完成淨化血液毒素的工作。當你第二天早上醒來時，會感覺很疲倦。份量最重的一餐最好是在下午。如果無法做到這一點，晚餐至少要在傍晚，睡前不要吃東西。睡前飲食只會使體重增加。如果你必須在很晚的時候吃東西，飯後請走路散散步，有助促進消化過程，特別是有過度飲食的情形。

烹調方式　最好的烹調方式是蒸、煮、烤和水炒（水炒只用一點油，快速翻炒食物，然後加入水或高湯，藉由蒸氣讓食物熟透，不可用大火），避免炙燒、碳烤和油炸。關於健康的烹調方式，我們建議可參考中國和日本的方式。

飲食建議事項　下列建議事項將使你飲食更愉快健康：

- 食物要看起來美麗，吃起來美味
- 不餓不吃，餓了才吃
- 覺得快吃飽即停止
- 用餐時間至少半小時
- 不狼吞虎嚥，要細嚼慢嚥
- 用餐時不做分心的事
- 用餐時坐直

• 聚餐時，保持心情好，氣氛放鬆
• 不要在深夜吃東西
• 不要吃冰冷的食物
• 選擇新鮮、營養豐富的食物
• 使用健康的烹調方式

我究竟該吃什麼？關於飲食的常見問題

完成EcoTox排毒計畫後，你的身體會自動告訴你該吃什麼，避免吃什麼。你會發現自己會本能想要吃對你有益的食物。當你吃不適合體質的食物，會立即出現消化不良等其他症狀。如果你健康無虞，可基於常識選擇飲食。避免吃糖，攝取正確的脂肪，獲得足夠的蛋白質，吃新鮮的食物，享受三餐。我們診所對於排毒後的人，推薦的飲食是富含新鮮蔬菜、未精製穀物、堅果、豆類、適量新鮮水果，以及從雞蛋、魚、雞肉和紅肉中攝取適當的蛋白質，還有從橄欖油、堅果油、葡萄籽油和葵花籽油等，攝取少量的健康油脂。

我們強烈呼籲人們戒除酒類、含咖啡因飲料和汽水。

• 我該吃乳製品嗎？

許多人吃乳製品，而且感覺很健康。然而，我們發現對牛奶等產品有不適或過敏症狀的人非常廣泛，所以我們通常不會把乳製品推薦給任何病人。不過我們也發現，帕馬乾酪、莫札瑞拉起司等乳製品，都具有很好的耐受性，即使是牛奶、羊奶或起司過敏的人都可以食用，不會造成問題。

如果你想要確定自己是不是應該將乳製品從飲食中完全排除，最好的方式就是完全避免乳製品一個月，看看狀況再決定。如果不吃乳製品讓你感覺變得更好，或者你發現有些鼻塞、咳痰、皮膚疹、關節痛等慢性症狀逐漸消失，表示乳製品對你可能沒有好處。為了證明，你可重新慢慢在飲食中加入一些乳製品，看看症狀是否會復發。

• 肉類、家禽和魚類都是不健康的食物嗎？我不是素食主義者，也不想吃素。

我們有許多病人都是素食者，當他們聽到我們建議開始吃肉食，都感到很驚訝。家禽、紅肉和魚對一些人來說是極好的營養形式，特別是在生病的時候。儘管對個人和哲學上來說，我們並不贊成殺害動物，臨床上的確證實有些人必須吃動物蛋白，才能恢復並保持健康。請盡量選擇穀物飼養的家禽家畜，無毒的最好。如果你是重度肉食者，請試著減少一些肉食，並用其他食物平衡你的飲食。

・我聽說不能在一餐中同時吃蛋白質和碳水化合物。這件事重要嗎？

這種說法得到一些人的支持和流傳，但是裡面有一個觀念必須要澄清。我們吃東西必須要消化。飲食愈簡單，當然愈容易消化。當蛋白質和碳水化合物一起食用，對消化系統會產生很大負擔，有些人的蛋白質分解可能會受阻。蛋白質和碳水化合物分開吃，對於一些慢性病人來說，可以是一種消化問題的解決方案。

・糖的攝取量多少是安全的？

理論而言，精製糖不管攝取再少，對你的健康都沒有好處。糖類的消耗，以及其他精製碳水化合物和人工甜味劑，都會增加每一種疾病的風險因素，導致肥胖。糖類也會造成人體一種造成老化的生化反應，稱為「糖化作用」。根據每個人不同的遺傳因素，有些人可能高度容易受到血糖和胰島素波動的影響，造成嚴重的健康問題。北美國家成人糖尿病的盛行率很高。

精製糖其實不能算是食物。精製糖對人體的消化是一種負擔，而且我們吃糖反會造成排擠其他真正的食物，使得人體缺乏必需營養素。當然，在現實生活中想要排除所有精製糖是極困難的，因為在大多數包裝和加工食品中都含有大量的精製糖。節慶活動和特殊場合也少不了甜食等含糖食物。餅乾蛋糕裡面都含有精製糖，沒有人不喜歡吃甜食。但你可以憑著個人意志力，逐漸減少精製糖的消耗，能不加糖就少加糖，少吃一口也好，天天這麼做，可逐漸減少醣類的攝取。糖吃得少，想要吃糖的欲望也會隨著降低。

‧想要減重，應該吃多少卡路里？

即使你正在減重，我們也不建議計算卡路里。當你的身體經過排毒，代謝引擎經過調整，你自然會想吃適當的食物，適當的份量，讓你的身體自然「發現」正常和健康的體重。這樣的體重可能不符合目前的苗條標準，但卻最適合你，一個保持舒適和輕鬆，不會損害你的健康。實行健康的飲食，再也不需要控制飲食。這難道聽起來沒有吸引力嗎？

‧我應繼續服用營養補充劑嗎？

我們建議每天補充必需營養素，對每個人都是必要的。每個人的遺傳基因都不同，工作和生活方式也不同，對營養的需求當然也會不同。許多國際排名的運動員都成功完成這個排毒過程。經過7日的排毒，他們持續補充高量的必需脂肪酸、蛋白質和礦物質。專業運動員為了保持競爭力，對於營養補充劑的需求，便與一位整天坐在辦公桌前的程式設計師不同。一般人補充多種維生素和礦物質、抗氧化物已能滿足營養需求。如果你有特殊慢性健康問題，你的需求可能比前述的營養補充劑基本需求還要更高。例如，易發生腎結石的病人多補充維生素B_6和鎂，就不容易有困擾。事實上，常補充維生素B_6和鎂的人，一生少有發生腎結石的情形。書中篇幅有限，每個人的生理需求都不同，想要提供所有人長期的營養補充劑建議，並不是本書目的，最好尋求合格健康專業人員的意見。

・我應持續進行水療嗎？

身體血液循環良好，自然會健康。循環良好是身體健康的基礎，為達成目的，無論是藉由日常運動、瑜伽、三溫暖或水療法，都不重要。以這個例子而言，持續水療的確更好。促進血液循環，身體會更健康。經常戶外運動的人身體都比較健康，而且從長遠來看，這些人隨著年齡的增長，很少有健康問題。每個人都需要經過實驗才能找到最適合自己的方法，或許是跳國際標準舞呢，誰知道。直到你試過幾種不同的方法才會知道。不過無論是那一種，都必須經常去做。

・我應繼續進行心智訓練嗎？

心理治療或傷害的力量，在我們考慮個人整體健康的時候，是必須要考慮的重要因素。每個人都需要找到最適合自己的方法。有些人發現，上教堂、每天禱告，可讓他們集中精神、心平氣和。有些人喜歡每天靜坐冥想，練習內觀修行。有些人需要一段安靜的時間，讓自己能夠沈澱下來，釐清煩惱，回到中心，尋找心中的光明。時光飛逝，生命短暫，不要等待明天和未來，現在就去發現自己生命的維度。為達成最佳健康，必須在新的計畫中囊括這一點。

結論

本書是身體的操作手冊。只要你依照我們所提供的指示和建議去做，就會讓你一輩子身體健康。我們將許多偉大醫師、傑出研究人員和知名導師的智慧結晶，以及我們自己多年來的實踐，一起匯集成此書。我們知道7日EcoTox排毒計畫的效果，現在輪到你來發現這個排毒計畫對你有什麼效果。你願意嘗試嗎？

我們的身體從來未曾像現在一樣，暴露於許多化學製品、汙染物和藥物中。空氣、水、土壤和食物的來源，都失去生命力，充斥著毒素。工廠和自然界生產的物質，出現在我們的餐桌上。你知道身體中累積的毒素，是人人都有的健康問題。如今你得到了排除這些毒素的辦法，也知道你會花費多少時間、金錢和努力，以及如何將排毒計畫中的一些淨化法，整合融入你的日常生活中。無論你是否生病，都知道這個計畫具有使你感覺變好的效果。讀這本書是你的第一步選擇，實行計畫的方法是下一步。請你往前邁進，淨化充滿毒素的身體，滋養每一個系統、器官和細胞，為自己的健康負責。一週後，我們確信你會贊同這個7日排毒計畫確實會為你帶來奇蹟。

附錄

- 附錄 1：排毒常見問題評估表
- 附錄 2：排毒計畫的實行範例
- EcoTox 排毒計畫的實際實行記錄

附錄1：排毒常見問題評估表

得分

1. 你接觸石化產品的頻率如何？ ___
(a)很少　(b)每週　(c)每天

2. 你接觸農藥、殺蟲劑的頻率如何？ ___
(a)很少　(b)每週　(c)每天

3. 你接觸空氣汙染的頻率如何？ ___
(a)很少　(b)每週　(c)每天

4. 你在大都市停留的時間有多久？ ___
(a)每月1～2天　(b)每週1～3天　(c)每週4～7天

5. 你多長時間服用一次處方藥物或非處方藥物？ ___
(a)很少　(b)每月一次　(c)每週一次或更多

6. 你有多少次不太餓所以沒吃飯？ ___
(a)從不　(b)每月一次　(c)每週一次

7.你多久吃一次有機食物？

(a)從不（很少）　(b)50%的時間　(c)75%或更多

8.你多久吃一次罐裝食品或冷凍食品？

(a)很少　(b)每月5～7次　(c)每週3～7次

9.你多久喝一次酒？

(a)很少　(b)每週一次　(c)每天一次或更多

10.你抽菸／雪茄嗎？

(a)是　(b)否

11.你多久運動一次？

(a)每週少於一次　(b)每週1～2次　(c)每週3～5次

12.你的牙齒有汞齊填充物嗎？

(a)是　(b)否

13.你做過根管治療嗎？

(a)是　(b)否

14.你患有纖維肌痛嗎？

(a)是　(b)否

— — — — — — — —

15. 你多久發生一次關節炎？
(a)很少（從不） (b)每週 (c)每日 ＿＿

16. 你患有腸道發炎嗎？
(a)是 (b)否 ＿＿

17. 你多久出現一次消化不良？
(a)很少 (b)每月一次 (c)每週一次或更多 ＿＿

18. 你排氣／脹氣的頻率是？
(a)很少 (b)每週 (c)每天 ＿＿

19. 你多久出現一次腹瀉？
(a)很少 (b)每週 (c)每天 ＿＿

20. 你患有貧血症嗎？
(a)是 (b)否 ＿＿

21. 你患有肝炎或肝病嗎？
(a)是 (b)否 ＿＿

22. 你患有膽囊疾病嗎？
(a)是 (b)否 ＿＿

23.你出現眼睛乾澀疲倦的頻率是？ ＿

(a)很少　(b)每週　(c)每天

24.你出現眼袋發生的頻率是？ ＿

(a)很少　(b)每週　(c)每天

25.你出現黑眼圈的頻率是？ ＿

(a)很少　(b)每週　(c)每天

26.你出現頭痛的頻率是？ ＿

(a)很少　(b)每週　(c)每天

27.你是否有化學物質敏感性的情形？ ＿

(a)是　(b)否

28.你經常發生感染？ ＿

(a)是　(b)否

29.你有慢性疲勞症候群嗎？ ＿

(a)是　(b)否

30.你患有自體免疫疾病嗎？ ＿

(a)是　(b)否

31.你有或曾罹患過癌症嗎？ ＿

(a)是 (b)否

32.你患有過敏嗎？ ＿

(a)是 (b)否

33.你出現鼻子發炎的頻率是？ ＿

(a)很少 (b)每週 (c)每天

34.你多久出現一次舌頭腫脹發紅的情形？ ＿

(a)很少 (b)每週 (c)每天

35.你覺得心情麻木、沒有感覺的頻率是？ ＿

(a)很少 (b)每週 (c)每天

36.你認為自己的精力高低？ ＿

(a)高 (b)中等 (c)低

37.你認為自己心智敏銳度是？ ＿

(a)高 (b)中等 (c)低

38.你發現自己無法專心的頻率是？ ＿

(a)很少 (b)每週 (c)每天

39. 你的記憶力差嗎？
(a)是 (b)否 ——

40. 你打瞌睡的頻率是？
(a)很少 (b)每週 (c)每天 ——

41. 你發脾氣或煩躁不安的頻率是？
(a)很少 (b)每週 (c)每天 ——

42. 你情緒波動起伏過大的頻率是？
(a)很少 (b)每週 (c)每天 ——

43. 你感到沮喪的頻率是？
(a)很少 (b)每週 (c)每天 ——

44. 你經常失眠嗎？
(a)很少 (b)每週 (c)每天 ——

45. 早上醒來後你覺得想睡的頻率是？
(a)很少 (b)每週 (c)每天 ——

46. 你有多少次覺得心情很難放鬆？
(a)很少 (b)每週 (c)每天 ——

47. 你經常受到過度壓力嗎？
(a)很少
(b)每週
(c)每天

得分：

1. a=0 b=5 c=10
2. a=0 b=5 c=10
3. a=0 b=2 c=4
4. a=0 b=1 c=2
5. a=0 b=2 c=4
6. a=2 b=1 c=2
7. a=3 b=1 c=5
8. a=0 b=1 c=2
9. a=0 b=1 c=2
10. a=2 b=0
11. a=2 b=1 c=3
12. a=4 b=0
13. a=3 b=0
14. a=5 b=0
15. a=0 b=2 c=4
16. a=2 b=0
17. a=0 b=1 c=2
18. a=0 b=1 c=2
19. a=0 b=2 c=5
20. a=3 b=0
21. a=10 b=0
22. a=2 b=0
23. a=0 b=1 c=2
24. a=0 b=1 c=2
25. a=0 b=1 c=2
26. a=0 b=1 c=2
27. a=5 b=0
28. a=5 b=0
29. a=7 b=0
30. a=10 b=0
31. a=10 b=0
32. a=3 b=0
33. a=0 b=2 c=4
34. a=0 b=1 c=2
35. a=0 b=1 c=2
36. a=0 b=2 c=5
37. a=0 b=2 c=5
38. a=0 b=2 c=5
39. a=5 b=0
40. a=0 b=1 c=2
41. a=0 b=1 c=2
42. a=0 b=2 c=5
43. a=0 b=2 c=5
44. a=0 b=1 c=2
45. a=0 b=2 c=5
46. a=0 b=1 c=2
47. a=0 b=3 c=5

評分與說明：

101分以上：你的生活方式使你容易在系統中累積毒素，你也因此會出現較明顯的症狀和較高的風險因子。我們建議你重新評估生活方式，並於個人行程中安排每3個月實施一次 EcoTox 計畫。

66～100分：毒素累積的程度不像超過100分的人那麼嚴重，但這個分數區間表示你具有一種生活方式，使你容易累積毒性，並已出現症狀和毒性累積的風險因子。因此建議你重新評估生活方式，並於個人行程中安排每4個月實施一次 EcoTox 計畫。

31～65分：你在這份問卷上的分數顯示你是個健康的普通人。不過，你可能表現出一些症狀或具有使容易導致毒性的生活方式。建議你盡可能檢查及改變生活方式，安排每6個月實施一次EcoTox 計畫。

30分以下：恭喜你，你的生活方式對你的健康非常有益，因此沒有出現任何毒性症狀。為了繼續保持這種預防性的生活方式，建議每年實施一次 EcoTox 計畫。

*注意：這份問卷並不能取代醫療院所的醫學篩選。

附錄2：排毒計畫的實行範例

本書經過許多病人的實行以及回饋，整理出這份排毒計畫的每日行程規劃表。如果你不知該怎麼進行排毒計畫，只要把這份行程表印下來貼在冰箱上，每天照著做即可。由於書中介紹的訊息有很多細節，難免會令人感到焦慮，萬一遺漏某些細節或忘記執行部分措施。現在你可以利用這份行程表，將書中的叮嚀依照個人不同的狀況統整到表上，按表操課即可。

7日排毒 EcoTox 計畫範例

這份排毒計畫的日程表，設定的是一個人每天睡眠9小時，工作8小時，沒有什麼其他的活動行程。對於有補習、自修課程、兼職、育兒等需求的人，請自行調整。

第1日和第2日

時間	飲水
7 A.M.	一杯檸檬水（250ml）
8 A.M.	
9 A.M.	一杯檸檬水（250ml）
10 A.M.	
11 A.M.	一杯檸檬水（250ml）
12 P.M.	
1 P.M.	一杯檸檬水（250ml）
2 P.M.	
3 P.M.	一杯檸檬水（250ml）
4 P.M.	
5 P.M.	一杯檸檬水（250ml）
6 P.M.	
7 P.M.	一杯檸檬水（250ml）

8 P.M.	
9 P.M.	一杯檸檬水（250ml）
10 P.M.	

時間	飲食
7 A.M.	全天斷食
8 A.M.	
9 A.M.	
10 A.M.	
11 A.M.	
12 P.M.	
1 P.M.	
2 P.M.	
3 P.M.	
4 P.M.	
5 P.M.	

6 P.M.	
7 P.M.	
8 P.M.	
9 P.M.	
10 P.M.	

時間	活動
7 A.M.	起床，淋浴／水療／心智訓練
8 A.M.	簡短散步20分鐘
9 A.M.	閱讀／休息
10 A.M.	閱讀／休息
11 A.M.	閱讀／休息
12 P.M.	簡短散步20分鐘
1 P.M.	閱讀／休息
2 P.M.	閱讀／休息
3 P.M.	閱讀／休息

4 P.M. 閱讀／休息

5 P.M. 淋浴／水療

6 P.M. 閱讀／休息

7 P.M. 散步20分鐘

8 P.M. 閱讀／休息

9 P.M. 閱讀／休息

10 P.M. 水療／睡覺

第3日

時間	飲水
7 A.M.	250ml檸檬水（一杯）
8 A.M.	
9 A.M.	250ml檸檬水（一杯）
10 A.M.	
11 A.M.	250ml檸檬水（一杯）
12 P.M.	
1 P.M.	250ml檸檬水（一杯）
2 P.M.	
3 P.M.	250ml檸檬水（一杯）
4 P.M.	
5 P.M.	250ml檸檬水（一杯）
6 P.M.	
7 P.M.	

8 P.M.	250 ml檸檬水（一杯）
9 P.M.	
10 P.M.	

時間	飲食
7 A.M.	
8 A.M.	早餐：米布丁和水果
9 A.M.	
10 A.M.	點心：米蛋白粉奶昔
11 A.M.	
12 P.M.	午餐：米麵包和芝麻醬、沙拉、烤馬鈴薯
1 P.M.	
2 P.M.	
3 P.M.	點心：米蛋白粉奶昔
4 P.M.	
5 P.M.	

6 P.M.	晚餐：菠菜豆腐鹹派、涼拌高麗菜、藥草茶、椰粉香蕉
7 P.M.	
8 P.M.	
9 P.M.	
10 P.M.	

時間	活動
7 A.M.	起床／淋浴／水療／心智訓練
8 A.M.	
9 A.M.	
10 A.M.	
11 A.M.	
12 P.M.	
1 P.M.	
2 P.M.	
3 P.M.	

4 P.M.	
5 P.M.	運動／水療
6 P.M.	
7 P.M.	
8 P.M.	
9 P.M.	
10 P.M.	

時間	營養補充劑
7 A.M.	
8 A.M.	多種維生素、奶薊、抗氧化物、益生菌
9 A.M.	
10 A.M.	
11 A.M.	
12 P.M.	多種維生素、奶薊、抗氧化物、益生菌
1 P.M.	

2 P.M.	
3 P.M.	
4 P.M.	
5 P.M.	
6 P.M.	多種維生素、奶薊、抗氧化物、益生菌
7 P.M.	
8 P.M.	
9 P.M.	
10 P.M.	

第4日

時間	飲水
7 A.M.	一杯檸檬水（250ml）
8 A.M.	
9 A.M.	一杯檸檬水（250ml）
10 A.M.	
11 A.M.	一杯檸檬水（250ml）
12 P.M.	
1 P.M.	一杯檸檬水（250ml）
2 P.M.	
3 P.M.	一杯檸檬水（250ml）
4 P.M.	
5 P.M.	一杯檸檬水（250ml）
6 P.M.	
7 P.M.	

8 P.M.	一杯檸檬水（250ml）
9 P.M.	
10 P.M.	

時間	飲食
7 A.M.	
8 A.M.	早餐：美式鬆餅
9 A.M.	
10 A.M.	點心：米蛋白粉奶昔
11 A.M.	
12 P.M.	午餐：奶油萵苣、紅蘿蔔泥、米飯、烤馬鈴薯和烤蘋果、新鮮水果
1 P.M.	
2 P.M.	
3 P.M.	點心：米飯、米蛋白粉奶昔
4 P.M.	
5 P.M.	

6 P.M. 晚餐：綠豆咖哩、米飯、白蘿蔔沙拉
7 P.M.
8 P.M.
9 P.M.
10 P.M.

時間	活動
7 A.M.	起床／淋浴／水療／心智訓練
8 A.M.	
9 A.M.	
10 A.M.	
11 A.M.	
12 P.M.	
1 P.M.	
2 P.M.	
3 P.M.	

4 P.M.	
5 P.M.	運動／水療
6 P.M.	
7 P.M.	
8 P.M.	
9 P.M.	
10 P.M.	

時間	活動
7 A.M.	
8 A.M.	多種維生素、奶薊、抗氧化物、益生菌
9 A.M.	
10 A.M.	
11 A.M.	
12 P.M.	多種維生素、奶薊、抗氧化物、益生菌
1 P.M.	

2 P.M.

3 P.M.

4 P.M.

5 P.M.

6 P.M.　多種維生素、奶薊、抗氧化物、益生菌

7 P.M.

8 P.M.

9 P.M.

10 P.M.

第5日

時間	飲水
7 A.M.	一杯檸檬水（250ml）
8 A.M.	
9 A.M.	一杯檸檬水（250ml）
10 A.M.	
11 A.M.	一杯檸檬水（250ml）
12 P.M.	
1 P.M.	一杯檸檬水（250ml）
2 P.M.	
3 P.M.	一杯檸檬水（250ml）
4 P.M.	
5 P.M.	一杯檸檬水（250ml）
6 P.M.	
7 P.M.	

8 P.M.	一杯檸檬水（250ml）
9 P.M.	
10 P.M.	

時間	飲食
7 A.M.	
8 A.M.	早餐：米布丁
9 A.M.	
10 A.M.	點心：米蛋白粉奶昔
11 A.M.	
12 P.M.	午餐：沙拉、米飯、烤蔬菜、湯，新鮮水果
1 P.M.	
2 P.M.	
3 P.M.	點心：米蛋白粉奶昔
4 P.M.	
5 P.M.	

6 P.M.	晚餐：羅宋湯、蕎麥飯和拌飯醬、沙拉、蒸蔬菜
7 P.M.	
8 P.M.	
9 P.M.	
10 P.M.	

時間	活動
7 A.M.	起床／淋浴／水療／心智訓練
8 A.M.	
9 A.M.	
10 A.M.	
11 A.M.	
12 P.M.	
1 P.M.	
2 P.M.	
3 P.M.	

4 P.M.	
5 P.M.	運動／水療
6 P.M.	
7 P.M.	
8 P.M.	
9 P.M.	
10 P.M.	

時間	營養補充劑
7 A.M.	
8 A.M.	多種維生素、奶薊、抗氧化物、益生菌
9 A.M.	
10 A.M.	
11 A.M.	
12 P.M.	多種維生素、奶薊、抗氧化物、益生菌
1 P.M.	

2 P.M.

3 P.M.

4 P.M.

5 P.M.

6 P.M.
多種維生素、奶薊、抗氧化物、益生菌

7 P.M.

8 P.M.

9 P.M.

10 P.M.

第6日

時間	飲水
7 A.M.	一杯檸檬水（250ml）
8 A.M.	
9 A.M.	一杯檸檬水（250ml）
10 A.M.	
11 A.M.	一杯檸檬水（250ml）
12 P.M.	
1 P.M.	一杯檸檬水（250ml）
2 P.M.	
3 P.M.	一杯檸檬水（250ml）
4 P.M.	
5 P.M.	一杯檸檬水（250ml）
6 P.M.	
7 P.M.	

8 P.M.	一杯檸檬水（250ml）
9 P.M.	
10 P.M.	

時間	飲食
7 A.M.	
8 A.M.	早餐：昨晚剩下的蕎麥飯、杏仁、豆漿
9 A.M.	
10 A.M.	點心：米蛋白粉奶昔
11 A.M.	
12 P.M.	午餐：沙拉、米飯、烤地瓜、昨晚剩下的羅宋湯、新鮮水果
1 P.M.	
2 P.M.	
3 P.M.	點心：米蛋白粉奶昔
4 P.M.	
5 P.M.	

6 P.M.	晚餐：印度香米綠豆稀飯、白花菜、綠沙拉或白蘿蔔沙拉
7 P.M.	
8 P.M.	
9 P.M.	
10 P.M.	

時間	活動
7 A.M.	起床／淋浴／水療／心智訓練
8 A.M.	
9 A.M.	
10 A.M.	
11 A.M.	
12 P.M.	
1 P.M.	
2 P.M.	
3 P.M.	

4 P.M.	
5 P.M.	運動／水療
6 P.M.	
7 P.M.	
8 P.M.	
9 P.M.	
10 P.M.	

時間	營養補充劑
7 A.M.	
8 A.M.	多種維生素、奶薊、抗氧化物、益生菌
9 A.M.	
10 A.M.	
11 A.M.	
12 P.M.	多種維生素、奶薊、抗氧化物、益生菌
1 P.M.	

2 P.M.	
3 P.M.	
4 P.M.	
5 P.M.	
6 P.M.	多種維生素、奶薊、抗氧化物、益生菌
7 P.M.	
8 P.M.	
9 P.M.	
10 P.M.	

第7日

時間	飲水
7 A.M.	一杯檸檬水（250ml）
8 A.M.	
9 A.M.	一杯檸檬水（250ml）
10 A.M.	
11 A.M.	一杯檸檬水（250ml）
12 P.M.	
1 P.M.	一杯檸檬水（250ml）
2 P.M.	
3 P.M.	一杯檸檬水（250ml）
4 P.M.	
5 P.M.	一杯檸檬水（250ml）
6 P.M.	
7 P.M.	

8 P.M.	一杯檸檬水（250ml）
9 P.M.	
10 P.M.	

時間	飲食
7 A.M.	
8 A.M.	早餐：米布丁
9 A.M.	
10 A.M.	點心：米蛋白粉奶昔
11 A.M.	
12 P.M.	午餐：沙拉、米飯、烤山藥、昨晚的印度香米綠豆稀飯、新鮮水果
1 P.M.	
2 P.M.	
3 P.M.	點心：米蛋白粉奶昔
4 P.M.	
5 P.M.	

6 P.M.	晚餐：綠豆湯、米麵包、四季豆與醬料、綠色蔬菜沙拉配亞麻仁油和檸檬汁
7 P.M.	
8 P.M.	
9 P.M.	
10 P.M.	

時間	活動
7 A.M.	起床／淋浴／水療／心智訓練
8 A.M.	
9 A.M.	
10 A.M.	
11 A.M.	
12 P.M.	
1 P.M.	
2 P.M.	
3 P.M.	

4 P.M.	
5 P.M.	運動／水療
6 P.M.	
7 P.M.	
8 P.M.	
9 P.M.	
10 P.M.	

時間	營養補充劑
7 A.M.	
8 A.M.	多種維生素、奶薊、抗氧化物、益生菌
9 A.M.	
10 A.M.	
11 A.M.	
12 P.M.	多種維生素、奶薊、抗氧化物、益生菌
1 P.M.	

2 P.M.	
3 P.M.	
4 P.M.	
5 P.M.	
6 P.M.	多種維生素、奶薊、抗氧化物、益生菌
7 P.M.	
8 P.M.	
9 P.M.	
10 P.M.	

EcoTox排毒計畫的實際實行記錄

來自加拿大卑詩省的賈桂林（Jacqueline Allan）實行7日排毒計畫，並將自己的體驗公開如下。每個人的實行體驗不見得相同，這份記錄提供一個參考，讓讀者能夠大致知道排毒計畫的實行細節。

1月12日：預定實行的前一日，準備日

沒生病，精力充沛，睡得很好，體重61公斤。明天起準備進行兩日斷食，只吃生食，水只喝蒸餾水製作的檸檬水。要走10公里路，做三溫暖。

1月13日：第1日

斷食。感覺比平時更加平靜，身體也更放鬆。中間短暫小睡兩次，恢復精神。晚上8點半上床睡覺，睡得安祥沉靜，深度睡眠，早上9點睡到自然醒。第一日我發覺自己的嗅覺增強，全世界似乎都在我身邊變得緩慢。沒有強烈的食慾。今日參加了一個生日宴會，有豐盛的食物和蛋糕，然而繼續執行計畫卻不覺得困難。

1月14日：第2日

睡到上午8點半（平時我清晨4點半起床，多了4小時）。我的身體感覺快樂、平靜，今日我的步調變慢，但仍努力盡好應盡的責任。為家人製作早餐、午餐和晚餐，並和大家一起上桌聊天。必須調整步伐，但沒有頭痛、身體疼痛，腹部也沒有什麼不舒服。感覺肚子安靜沒有刺激干擾。

我的四肢發冷，需要熱水浴以保持舒適，泡熱水澡10分鐘，令我恢復精神，因此強烈推薦熱水澡（特別是在斷食期間）。晚上8點半覺得想睡便上床（這是正常的）。感覺好極了。

1月15日：第3日

清晨4點醒過來，感覺很清醒，得到充分休息，起床後出門走10公里，做心智／呼吸訓練，乾刷皮膚，照常喝檸檬水。為期兩日的斷食，讓我會想要繼續下去，不過為了遵守計畫，今天我將停止斷食，開始飲食。沒有食慾，沒有疼痛或不舒服，感覺一整天的精神都好多了。

1月16日：第4日

感覺好極了。做了3小時瑜伽運動，吃新鮮水果，大量蒸蔬菜、羽衣甘藍、牛皮菜（茄茉菜）、羽衣甘藍、烤甜菜、山藥、朝鮮薊、沙拉。除了檸檬水，還喝了少許果汁。

1月17日：第5日

我睡得更久（感覺不一樣），但我現在才開始適應這個需求。到目前為止，經過5日，我感覺身體系統和情緒都有顯著的舒緩。我的強烈執著的驅動力已經軟化。感覺不一樣，一切順利。

1月18日：第6日

醒來以後，覺得身體失去平衡，腳和手略為浮腫。頭腦模糊（輕微）有不適感。在清新的空氣中快速走了很久，三溫暖做得比較久，喝檸檬水，冷水浴，又做三溫暖，小睡一下，感覺似乎變得比較好。繼續遵守排毒計畫，今日食慾消失。人們說我看起來很疲倦，證明我今天需要多休息，因此早退。腸道運作順利也很規律。晚上的睡眠似乎特別深，睡得特別好。

1月19日：第7日

第7日來得令我感到特別快，出乎我意料之外，我一點都不想停止這一週以來所遵守的計畫。儘管每個人實行計畫都有自己獨特的經驗，但對我來說，這個計畫無關乎困難。我覺得我瞭解到自己能夠繼續執行的可能性，以及一整天的能量。令我感到興奮的是，知道自己能夠獲得更多和更高的能量和健康。一整天直到晚上睡覺，我真正體會到良好的感覺。我每天都運動得更多。我的身心都獲得紓解。這次實行排毒計畫的結果讓我非常滿意，接下來希望能夠將EcoTox的所有規則整合起來，在接下來的幾天和幾週之內，漸漸全部融入我的日常生活。

對於自己身體和飲食的集中關注，使我徹底擺脫身心不平衡所造成的低能量和各種大小干擾。體重58公斤。身體不再遲鈍，感覺很有精神！

感想和推薦

短短7日，大大改變！對於自認健康的我來說，7日排毒計畫對於細部微調，重新取得平衡，具有很大功效。我很驚訝自己感覺變得更強壯、更健康。能夠取得如此顯著的成果，我很驚訝地發現，經過親身體驗，原來過程並不如一般人想像的困難。在這份7日排毒計畫中，我發現它開啟了身體天生的自癒力，能夠自我修復，我有清楚的體驗！透過親身體驗，我了解到應該如何斷食，身體在斷食中的反應，這一切在過程中都有很清楚的感覺。感謝7日排毒計畫，如今我將承諾自己，為得到更健康的身體，我會持續改善、滋養和維持，這就是最好的報答。執行7日排毒計畫，我得到前所未有的充沛活力，這份計畫的成功，體現在於我將願意長久執行這份7日排毒計畫。

國家圖書館出版品預行編目（CIP）資料

排毒斷食的康復奇蹟：7 天啟動自癒潛能／彼得.班奈特（Peter Bennett），史蒂芬.博睿（Stephen Barrie），莎拉.菲（Sara Faye）作；鹿憶之譯. -- 初版. -- 新北市：世茂, 2019.01
面； 公分. --（生活健康；B449）
譯自：7-day detox miracle : revitalize your mind and body with this safe and effective life-enhancing program, 2nd ed.
ISBN 978-957-8799-58-5（平裝）

1.斷食療法 2.健康法

418.918 107020314

生活健康 B449

排毒斷食的康復奇蹟：7 天啟動自癒潛能

作　　者／彼得・班奈特、史蒂芬・博睿、莎拉・菲
譯　　者／鹿憶之
主　　編／陳文君
責任編輯／曾沛琳
封面設計／林芷伊
出 版 者／世茂出版有限公司
地　　址／（231）新北市新店區民生路 19 號 5 樓
電　　話／（02）2218-3277
傳　　真／（02）2218-3239（訂書專線）　（02）2218-7539
劃撥帳號／19911841
戶　　名／世茂出版有限公司　單次郵購總金額未滿 500 元（含），請加 80 元掛號費
世茂官網／www.coolbooks.com.tw
排版製版／辰皓國際出版製作有限公司
印　　刷／傳興印刷股份有限公司
初版一刷／2019 年 1 月
　　三刷／2023 年 8 月
I S B N／978-957-8799-58-5
定　　價／380 元

7-DAY DETOX MIRACLE:
Revitalize Your Mind and Body with This Safe and Effective Life-Enhancing Program-Revised 2nd Edition
This translation published by arrangement with Harmony Books, an imprint of the Crown Publishing Group, a division of Penguin Random House LLC through Andrew Nurnberg Associates International Limited

Printed in Taiwan